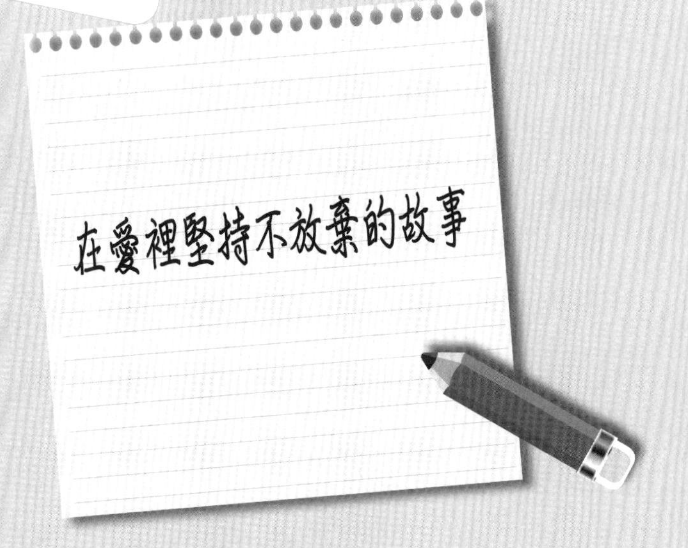


# IPAH

台北市長
柯文哲

電影導演
魏德聖

罕病基金會創辦人
陳莉茵

台大醫院胸腔外科主治醫師/外科臨床副教授
徐紹勛

立法院榮譽顧問
楊玉欣

# 感人肺腑推薦

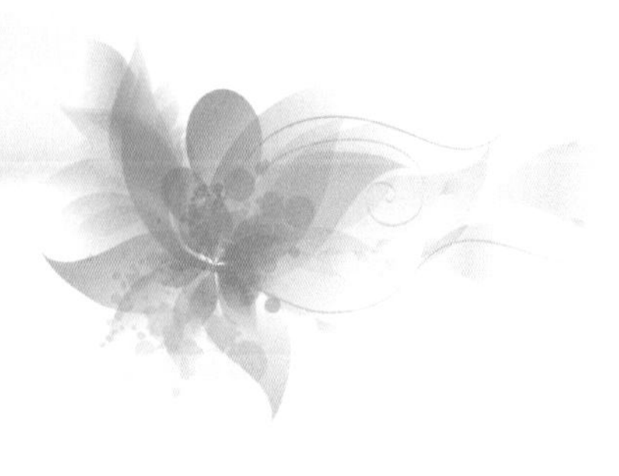

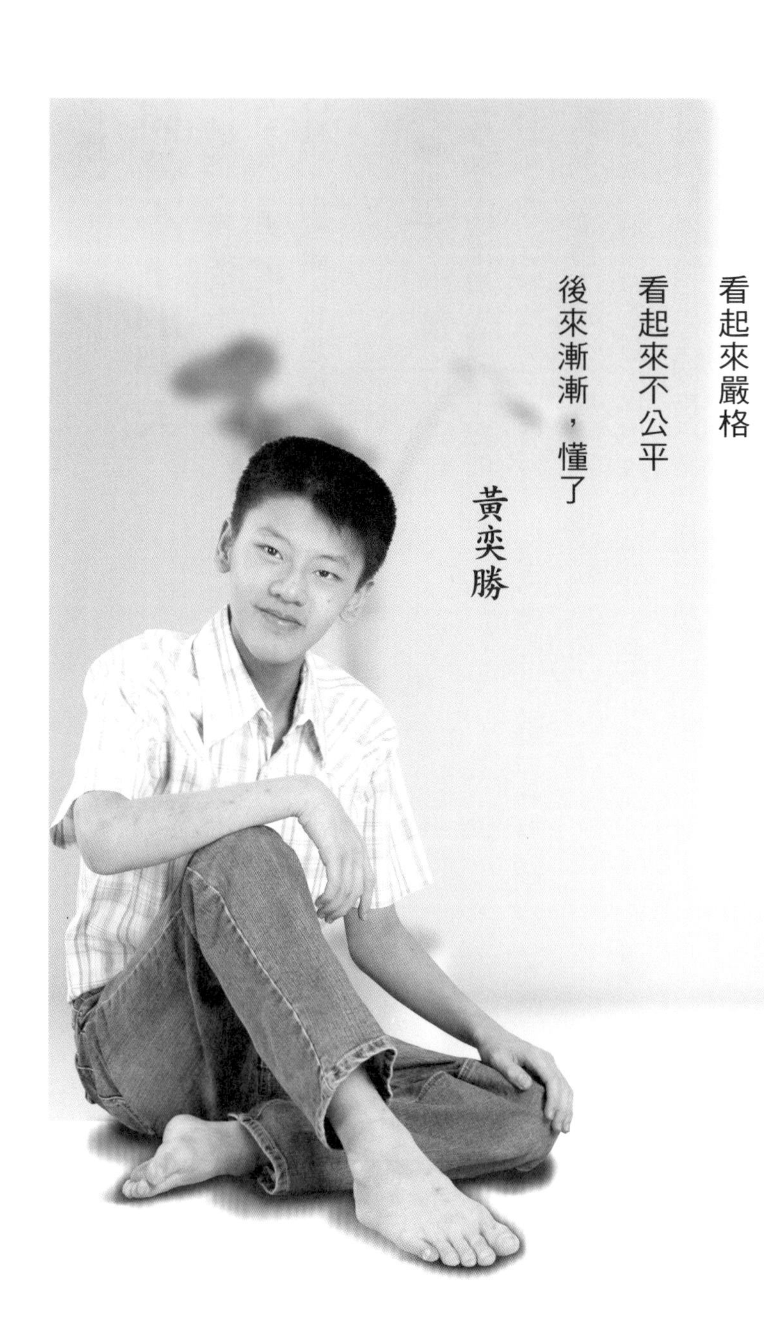

小時候看世界，好多事

看起來很痛

看起來嚴格

看起來不公平

後來漸漸，懂了

黃奕勝

《編者敘感》

# 罕病阻撓不了的樂天

採訪近尾聲，我提出不情之請。

「掀開衣服，讓我看看你的身體」

奕勝今年二十三歲。我想復刻四年前，奕勝剛完成肺臟移植手術，就現身病友聯誼會，當時撼動人心那一幕。

## 【人體探險圖】

奕勝有雙帥氣的濃眉，還有不羈的笑容。

然而衣服底下，身體瘦小，皮膚薄透。彷彿隨時可以窺伺到他每座器官堡壘……

後來才得知，奕勝走過不少醫界嘖嘖稱奇的道路。

他的外表是一張洲際地圖，打開放大近焦進入他的身體，那是另一塊醫學多所未知原始地，得靠著他與醫護團隊攜手，才闖出名堂的探險境地。

## 【上衣之下】

左胸膛微微隆起高於右胸約２公分，那是心室肥大，充擠肋骨變形；橫亙於整身肋排中央那淡紅色蜈蚣，交錯一道縱貫鐵路的不對稱十字形巨疤，是肺臟移植；肋骨下，兩個尺寸如瓶蓋、深似彈孔的凹洞，是台灣有史以來置入最久長的葉克膜造成；喉嚨上遲遲未癒合的孔穴是氣切…經過這幾年，血色已褪，疤痕漸淡，我卻仍瞪大眼，看著怵目驚心。

小腹左下那個明顯的切口呢？

…奕勝疑惑的歪著頭想，大小手術傷疤如久經抗戰後的將軍勳章，多到他都不記得了…

但這個我一定要說！」

看著奕勝右邊小腹，比巴掌撐開略大的一塊條狀虎紋，我皺著眉揪心揣測。

濃眉壓眼，奕勝正經八百的說：

「以前沒有這個喔…這是…」

我聽到自己心臟咚咚地緊繃鼓擂著…

「這是我昨晚趴著睡，壓出來的睡痕啦！哈哈哈！睡太久了點！」

哇！哈哈哈哈哈！

我跟著放肆大笑，瞅著瞇眼，真欣賞受盡苦楚的奕勝，為些微不安的採訪者準備名為《放輕鬆》的貼心見面禮。

## 【報告老師，我長大了】

現下的我，很難看到那個小學二年級總是衝進教室喊：「報告老師，王＊＊在跟李＊＊吵架啦」的奕勝；也尋覓不著鐵哥兒文傑形容的，下課不想做功課就一把鼻涕一把眼淚的奕勝蹤影。

我看見一位探險家。

每一道疤，都是一條無人走過的蠻荒路。每條之前走過的小徑，再走一遍，都引來雜沓危情的不速部落衝突。

他遇見的是罕見疾病〝原發性肺動脈高壓〞（ＩＰＡＨ）機率是每百萬人中只有２、３人會發生。特徵是容易疲累，無法順暢呼吸空氣。

危險性是，隨時猝死。

小學二年級前未發病，他只是個一般孩童。遇到心理上之不正義、不平衡，身體不舒服、怕疼痛時，起先他總是哭著喊：

不公平！我不要去！很累！會痛！哇哇～

說不清什麼時候開始的。

這位勇敢的探險家，收起淚水，用他淺淺的微笑，一步一步，征服未知罕見的世界，還有我們脆弱的心。

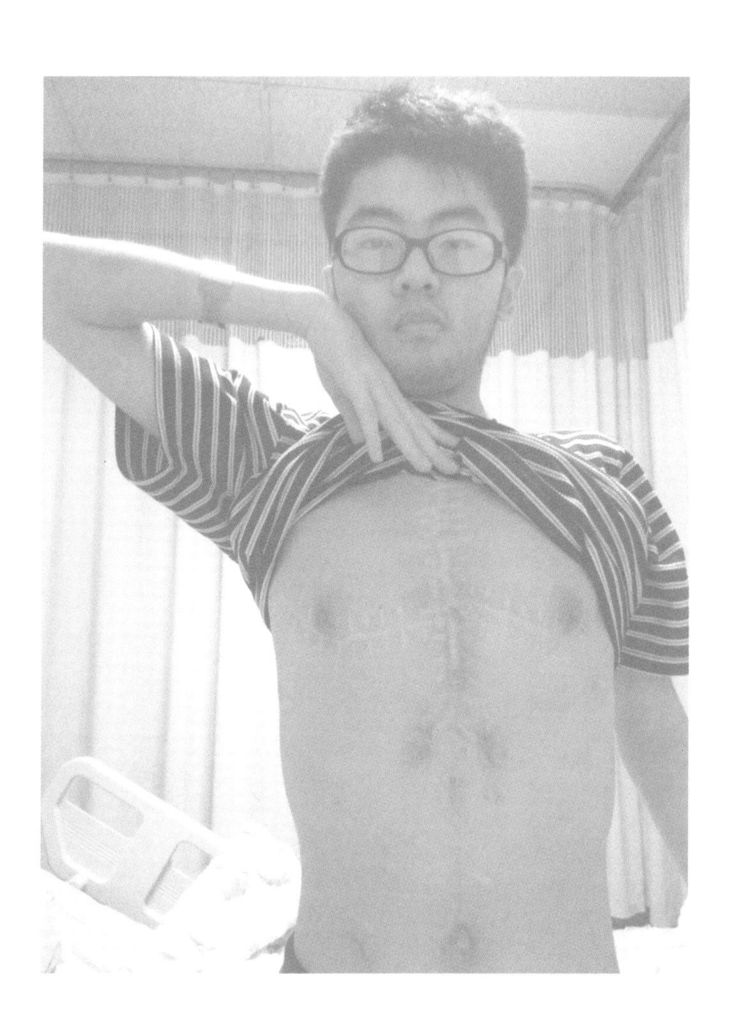

# 《目錄 CONTENTS》



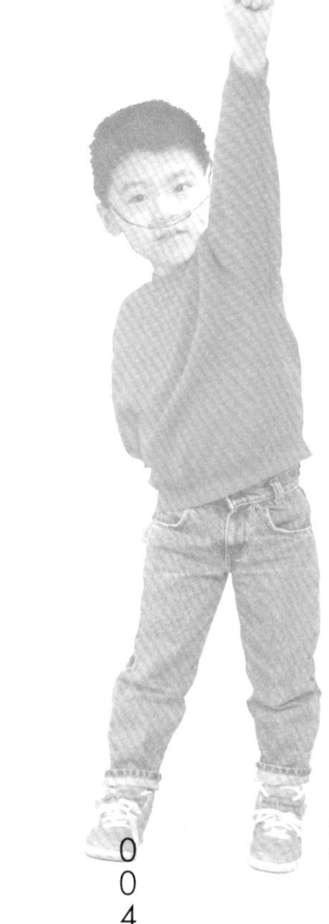

《目錄CONTENTS》

o V e

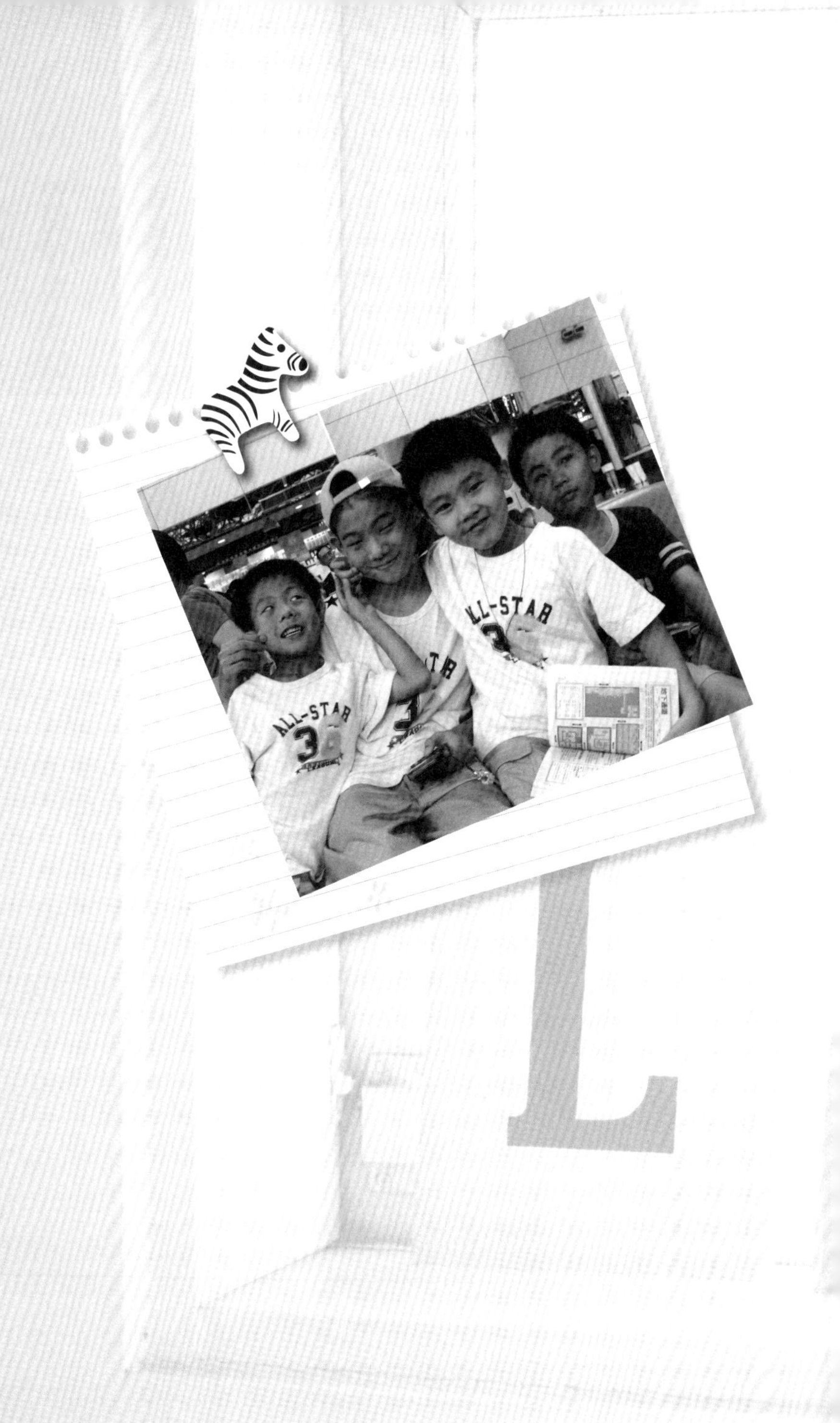
ALL-STAR
ALL-STAR
L

# 〔大心推薦序〕

電影導演 **魏德聖**

《寄信給奕勝》

奕勝：

親愛的孩子，讀著你的故事我想起我的孩子…他出生的時候也有點辛苦，有內臟轉位的問題、也有心臟血管沒有閉合及心臟隔膜缺損的問題，同樣在加護病房住了一段時間…你們都是漂亮的天使，你們都好努力療癒自己，只是我的孩子幸運一點，你要破關的任務比他多些。

好好呼吸、用力長大從來都不是件容易的事，對大人來說也一樣。但我想與你分享，生命的河也許波瀾壯闊，也許細水長流，無論如何最重要的是活得豪邁，活得燦爛。黑暗會讓我們看見光。

我欣賞你的幽默。如果有時疲憊，請喘口氣，再繼續帶著你的笑容去想像，只要相信你就可以突破改變。我也深深地、深深地相信你。

**世界很小，你很大。**

**祝福 萬事美好。**

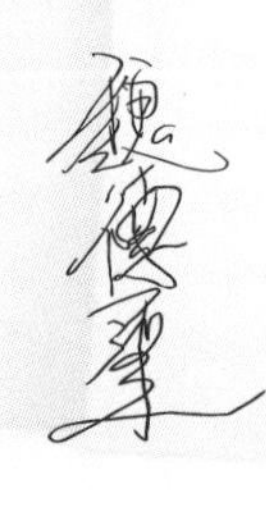

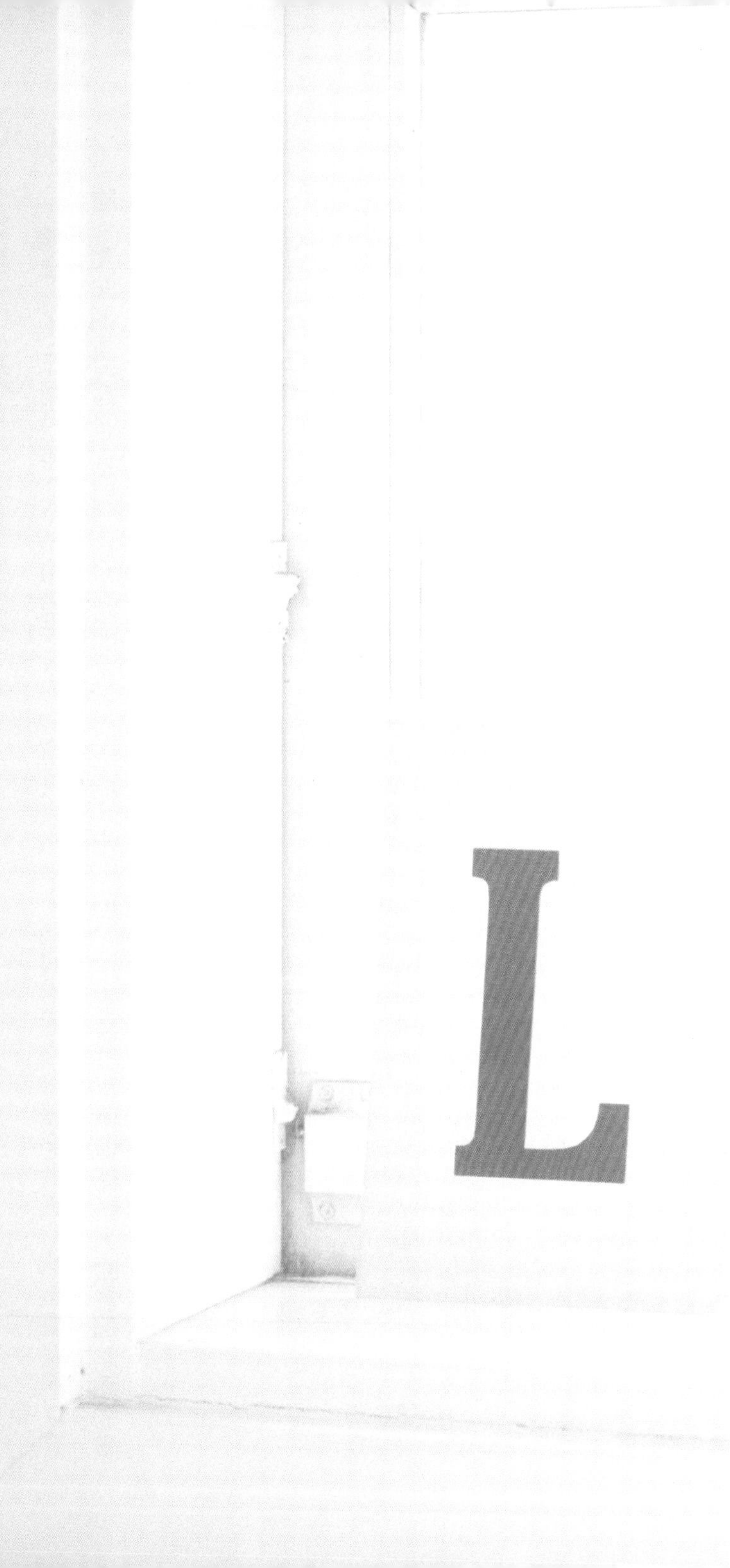
L

# 【大心推薦序】

罕病基金會創辦人 **陳莉茵**

## 《生命力，是人生的最感動》

佛家說人生有八苦，罕病患者及家庭的意外人生裡，隨病苦而來的諸多苦痛心酸確實是無以言喻。案頭描述奕勝小友與罕病奮戰的書稿已經擺了兩三週，卻實在缺乏勇氣閱讀，因為那熟悉的痛苦及煎熬是所有罕病家庭共同的語言，然而世間應該沒有什麼美好的辭句足以慰藉，只有在一次次的磨難困頓中，學習到歡喜接受及面對生命實相後，才足以承擔。

認識原發性肺動脈高壓（IPAH）及其危急性乃自吳曉亮老師的病發及治療開始，此病極頑強兇險，使病人命在旦夕，其病程至今仍是歷歷在目的十面埋伏。猶記當時基金會甫成立及罕見疾病防治及藥物法之通過不久，公告罕病及健保收載給付皆未臻完善，吳老師病發而需藥孔急，幾乎每日一電每周一信；然而當時健保局醫務處因國外藥商代理關係繁複，導致藥價偏高甚至高於均價八倍之多，一方面高藥價傷公帑得想法子找原廠，另方面病患病急喘不過氣來，性命岌岌可危，在極大壓力下，當時的我曾多次拜訪健保局長官陳情請求，幾經周折原廠藥價談妥後健保收載給付。之後戴上小幫浦打針劑的吳老師亦曾為藥效在記者會中作見証，爭取更多原發性肺動脈高壓病患的權益。

說來無限心痛疼惜，奕勝小友竟然罕見中罕見的在八歲即確診罹病，如此變化無常而時刻皆危機的惡疾纏身，對於小小年紀的他及父母親友，確實是太沉重，更似乎是一個不應存在的殘酷事實。本書作者以精湛文采詳實細緻地記載奕勝與父母及妹妹幾乎以病房為家，而異常慘烈的抗病過程，幸好他們有親人及摯友夥伴義薄雲天的鼎力相挺，專業而等同家人的醫護人員更悉心治療照護，小小奕勝得以在一次次拼搏惡戰中艱辛成長。治療的刀疤孔痕在瘦弱身軀上畫着他每次出征的地圖，病魔無情凶狠的留下它肆虐的軌跡，自第一次開刀開始奕勝揭開了自己面對生死戰役的序幕；為了全天候揹上名喚ＣＡＤＤ的儀器，他必須向戲水的童年告別；裝上中央葉克膜作肺臟移植的醫療創記錄，無疑是最嚴峻的生死挑戰，十八歲入院，２２２天後轉醒時已經十九歲的奕勝，恍如隔世地再勝一回合；如今的他又戰褥瘡病變演成第三期鱗狀細胞癌，左右高低不得的病痛中，領悟到「眼前可貴，平衡相對」的道理，即心思放在動腦與身體的平衡，而意會到：

眼前可貴，像是空氣⋯

平衡相對，像是疼痛⋯

眼前可貴，像是每天見到家人⋯

平衡相對，例如公平。

奕勝知道，他得到最多的愛，不再計較公平，找到平衡，就好。

雖然不敢想像，卻不難想見孩子父母耗盡心血的大悲大痛，但是在文字的記述中或文字不及的背後，我們可以讀到奕勝已經在基因聖戰的沙場上，從慘淡心驚的生手，鍛練成如如不動、勇冠三軍的戰將元帥，更養成了樂天知命、也平和堅韌、卻不失熱烈的生命力，在源源不絕愛與關切注入的同時，不斷滋長，那是人生的最感動。英國理學家霍金說道：「宇宙無限，每個點都是中心點。」奕勝跟每個罕病的孩子一樣，他們的生命都是宇宙的中心點，而生命的熱力等同無垠宇宙，的確無限。

陳莉茵

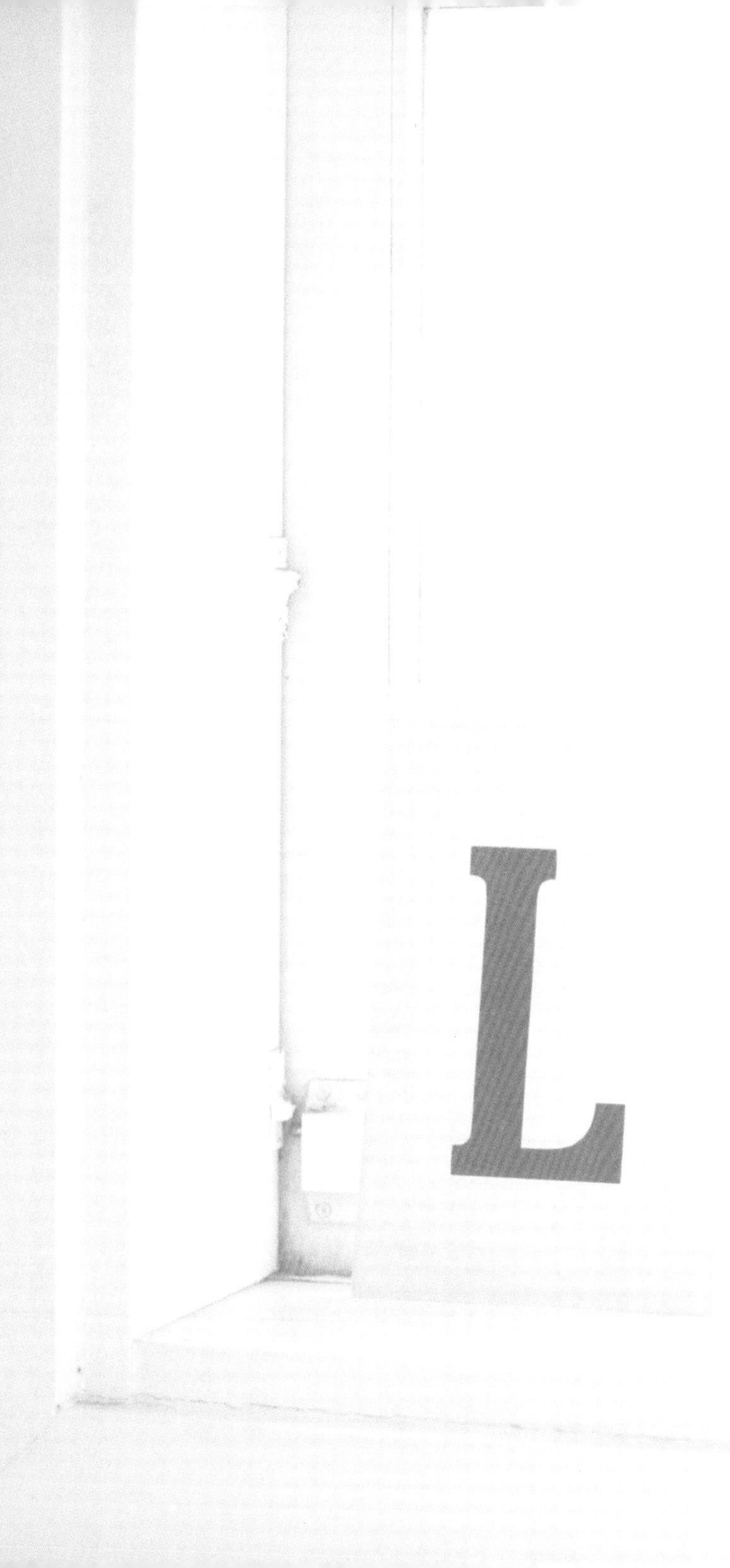
L

## 【大心推薦序】臺大醫院胸腔外科主治醫師／外科臨床副教授 徐紹勛

### 《愛與希望讓人不放棄》

「好」，豪不猶豫的語氣，這是當時奕勝對於我們詢問他本人是否願意接受裝置葉克膜，等待肺臟移植所給的回應，依稀還記得他當時那堅定又帶著信任感的神情。難以想像歷經十五年罕見疾病—原發性肺動脈高壓所苦的奕勝，自始至終都展現出正向樂觀的一面；而其父親黃文照先生，更難得的也將對兒子的愛化成大愛，除了不斷的與罕病基金會努力向健保局陳情，爭取病友用藥權益，以致不被剝奪生存的機會，更持續將同為病友的吳曉亮老師所創立的原發性肺動脈高壓病友聯誼會，用行動來嘉惠及關心更多的病友。

這本書中，處處可見奕勝一家人彼此之間密不可分的愛，這樣的愛以不同的形式呈現，文照爸爸時而嚴厲要求自學進修的用心良苦，時而展現鐵漢溫柔一面，細心攙扶他上山下海；雅惠媽媽的貼身照料，上學也好，病榻旁的陪伴也好，無時無刻守護著寶貝兒子；親愛的昱綺妹妹、親戚及情同兄弟的同學更是樂於分享學校、生活、情感的大小趣事，伴隨他一同成長；而奕勝的勇敢樂觀、進取懂事像似文照爸爸說的「定心丸」，讓大家不致因看著他受的病痛之苦而亂了方針，轉而是用積極正向的態度一同通過一次次的關卡；相信也是這些愛的力量，蘊生出大家堅韌的信念。

或許，上帝真的感受到所有人的祈禱，讓我們成功地向祂買到了時間，在危急之時獲得合適的肺臟捐贈；在難以抉擇是否在冒心臟移植之險時，衰竭的心臟奇蹟般地逐漸恢復功能。在肺高壓罕病的戰場上，看見的是奕勝永不放棄的勇士精神，任憑病魔的無情摧殘，不論是疼痛難耐的褥瘡抑或舉步維艱的復健之路，他都勇敢面對，超越同齡成熟懂事的奕勝勇士，也總是用陽光的一面回應如戰將般的父母及周遭的人；這場仗或許艱辛長久，但我相信我們會成功，也希望透過本書作者為人父母的心情點滴與陪伴愛子對抗病痛及的奮戰分享，讓更多人藉由此書認識罕病；讓更多人一起為奕勝及病友們加油！

**只有愛與相信希望，才能更有信心的面對未來。**

徐紹勛

# 【大心推薦序】立法院榮譽顧問 楊玉欣

## 《根源於深沈的痛苦，卻能茁壯成茂盛的愛》

回想每次與黃爸爸互動的過程中，他的談笑之間盡是談論著孩子，一言一行總是全心全意地傾注關愛與呵護在孩子身上。一股親情的暖流在我胸口湧升—為人父母對子女無私的付出，如此偉大的愛與力量，不僅是奕勝一家渡過重重難關的動力，更是這個家庭堅不可摧的連結。

奕勝在升小學三年級那年確診罹患罕見疾病。罕見疾病對一個家庭的打擊往往有如一盤被打亂的棋局，下一步常常不知道該怎麼走才好，因為前方的路途盡是渾沌與未知。然而，父母親無私地的奔波付出，對於一個年幼的孩童而言，這份親情之愛的體會尤其深刻。奕勝因為愛而學會勇敢，讓他能夠在如此艱難的疾病奮鬥中，獲得一顆比同年齡層的孩童更成熟與堅強的心靈，不怨懟、不陷入悲淒的情緒，反而樂觀面對病魔，甚至小小年紀就懂得用微笑來安慰父母親焦急的心。

「生命」實在是幽玄奧妙，往往在極大的苦痛之中，卻能醞釀出極為深厚的愛。我認識許多病友的家庭往往擁有這種不可思議的能量，使他們緊密地凝聚著，攜手消化疾病所帶來的磨難。疾病是苦痛的經驗，常常伴隨著焦慮與難過；然而仔細思索，這或許是上天給我們的「化妝的祝福」吧！

這份「大禮」絲毫沒有甜美的成分，然而卻強烈而深刻地襯托出人心的溫暖與愛的力量，就如苦茶後的回甘：正因為苦澀，方能激發出甘甜滋味。

普遍的家庭或許經歷不到這樣的愛的能量—根源於深沈的痛苦，卻能茁壯成茂盛的愛，這是重症病人與家庭之間很特殊的情感。謝謝奕勝一家人願意將苦痛的經驗轉化為正面的能量，透過文字分享給更多人；不只是鼓勵病友，更是讓社會大眾看見這世界上特殊的生命經歷，促使每個人省思活著的意義與價值，進而在生命的道路上刻下清明的座標，學習珍惜、擁抱生命中的點滴。

楊玉欣

## 【大心推薦序】父親序 黃文照

### 《文字，數字，與你的名字⋯》

### 【文字】

當我懸念數月，及至終於坐在桌前，對著打開的、空白的文書處理軟體呆坐了好久好久，我開始思索及懷疑一件事，那就是人類的文字是夠用的嗎？我有好多好大的感想、好真好切的感謝，以及好深好沉的思念，可是哪些文字能夠幫我表達這一切呢？

沒有文字可以形容那張印在我們腦海，天真無邪，帶著稚嫩笑容，本是幸福無比，卻不知道未來將會發生什麼事情的小小臉龐；

沒有文字可以形容那個刻在我們心裡，勇敢堅毅，拖著虛弱病體，承受極大痛苦，也要堅持治療復健還要安慰我們的瘦弱身軀！

現在回想起來，連有一次你在新光三越站前店提早走出電梯，門在我們面前關上，我們嚇出一身冷汗，隨行的小白乾把拔發揮一貫地、令人〝放心〞的臨場機智，指揮若定，要誰去前門，誰去後門，誰去找人，誰去打電話叫百貨公司〝封館〞（乾把拔你自己去好嗎？），最後有驚無險的找到你，都是幸福的！

因為那年你四歲，「原發性肺動脈高壓」這個罕見疾病，尚未病發！

是的，這本書是關於我們的孩子奕勝與一個罕見疾病奮鬥的故事！

原本這只是家裡的事，親朋好友的事，但我們最後還是選擇了出書。一來是我們在陪伴奕勝多年奮戰的過程中，接觸了許多其他罕見疾病的病友，發現互相鼓舞的重要；二來是這既是罕見疾病，如何在與此病共存下，克服生活上的不便及積極尋找快樂的生活已成具未來參考價值的寶貴資料（國外便有罕病生活照護資料庫及網站）；三來是病痛的人生有時恰似處於困境的人生。

小小孩子熱愛生命、堅持到底，永不放棄的精神，是否會帶給一個有緣人一些啟發，教會人們積極正面勇敢地去面對生命中的每一個挫折？

## 【數字】

如果將奕勝的奮鬥過程，比喻為許多艱熬的數字，例如出入醫院的次數、住院的天數、化療、放療的天數，我們不願回想，卻想在淚水中告訴大家，奕勝挺到最後了，你們要如何看待人生的困境？

還有一個數字是奕勝得到的關愛與幫助，這個如能換算成具體數字的話，將會是個天文數字，也會是個正的無理數，因為總有人不計較、不合道理的付出，讓人感動。

說到關愛與幫助巨大如天文數字，就不能不提台大醫院的徐紹勛醫師，每每在最緊急的時候伸出援手，本身已經是肺動脈高壓及肺臟移植的權威，還常為新的突發狀況為奕勝尋找方案，無論轉診、會診、回院細節，都盡心盡力幫忙協助及安排；護理部的阿姨、姊姊們將奕勝視如親人般地對待，這不知帶給奕勝與家屬多大的安全感！

還有奕勝的姑舅公婆、兄弟姊妹、叔伯阿姨乾把拔等，那份全心全意的關心，以及罕見疾病基金會和病友家庭的互相鼓勵，這些都讓我們無以為報！

不會忘記的，我自己還要特別感謝及替奕勝表示感謝的一個人就是奕勝的馬麻雅惠，雖然她是奕勝馬麻的身份，本該辛苦些，可是左括號加右括號！對，括號中間又是一段文字無法表達的糾心與感動！雅惠沒那麼堅強的，她很柔弱！我追過她，我知道！但為了奕勝，她每每在痛哭落淚後馬上堅強起來，給奕勝最好的陪伴與照顧！沒有雅惠就不會有奕勝的勇氣！奕勝在醫院住院幾天，雅惠就住過幾天，雅惠的辛勞等於每年重新生養了奕勝一次！

**【你的名字】**

最後，讓我在序文中留下一些對奕勝的話～

孩子，把拔馬麻永遠會記住你！記住你的笑與讓人心疼的樂觀！還有千萬被你感動的人們，大家都不會忘記你，你的名字，叫黃奕勝！

## 【附記】

這本書除了介紹奕勝之外，也會看到原發性肺動脈高壓聯誼會的其他病友的一些現況，我們希望藉由此書的出版讓更多人認識我們這群病友的實際需求，也期盼有更多人能夠持續投入在肺動脈高壓的藥物研發或是治療，還有政府也能夠提供給罕病家庭更多的保障與協助、甚至是制度的改進！

最重要的是，給所有患罕病的家屬一個提醒，不要忘記正面的力量，更不要放棄在磨難中找尋快樂和幸福，不要有罪惡感，認為家屬患罕病在受苦，我卻在放鬆！也給正在面對苦難與挫折的朋友一句話，比較誰更慘當然不會改變你的處境，但是信心與勇氣會！

Oct. 14, 2017

# 〔大心推薦序〕奕勝親妹妹 黃昱綺

## 《給罕病手足的一封信》

給罕病手足的一封信：

如果你/妳和我一樣，有個與眾不同的兄弟姊妹，我想跟你們分享一路走來的心情點滴，希望能給你們一點點的幫助。

如今二十一歲的我，回想起童年和哥哥最深刻的回憶，那天他帶著我前往補習班，我緊跟著他坐上娃娃車，那對我極為陌生的環境，因為身旁有著哥哥和他同學一如往常的嬉鬧，變得輕鬆且愉快，我感覺自己並不孤單，有哥哥在真好！即使那畫面已漸漸模糊，我仍然記得那時候的我心裡有多安心。

然而這樣的日子，並沒有持續太久。

因為天打雷劈的消息，改變了家裡的一切。我的爸爸媽媽並沒有很正面地跟我說明哥哥的病情，可能考量當時年紀才七歲的我，什麼都不懂。然而就這樣一路過了十幾年，時間在走，我也漸漸的明白我的哥哥和別人不一樣。

如果你有一個特別的手足，你會感到驕傲嗎？

從哥哥發病後，我們的相處方式逐漸變成姊弟的模式，因為我們吵架永遠不再是哥哥的錯，永遠是我的錯。因為父母總要我讓著他，不要和他吵架，他們將注意力全放在哥哥身上，希望能讓哥哥好過一點，當時的我總覺得這世界不公平，我明明是妹妹～

隨者我步入小學的階段，我慢慢的發現我家和同學家有好多的差別，同學在介紹自己的兄弟姐妹時，我卻不知道該如何介紹我的哥哥，因為我怕他們會看不起，會笑他沒讀書，不想讓別人批評他，因為我哥哥是一位了不起的勇士！

醫院是我短暫的家，醫院的椅子是我的書桌，醫院的沙發是我的床，我羨慕其他同學能夠和自己的父母出去玩，我卻只能和親戚去玩，不能耍任性，不能搗蛋。

此外，一如許多罕病家庭會遇到的，從哥哥生病後，父母將一切的期望放在我身上，希望我能好好讀書，希望我有個好成績，希望我能不讓他們擔心，然而此盞聚光燈突然照著我，讓我不知所措。

日子一天一天地過，哥哥的病情每況愈下，家裡的氛圍總不時隨著哥哥當天或當時的身體狀況上下起伏。每天下課回家，我心裡總是希望可以看到熟悉的燈光，熟悉的聲音，熟悉的身影，燈光若是暗的，擔憂就隨之而起，哥哥今天可能又有狀況了，拿起電話撥向在醫院那端的父母。

一次次的困難，哥哥一關一關的過，大大小小的手術，小小年紀的我雖然不知道手術的嚴重性，但總能感受到父母的擔憂，沉重的心情寫在臉上，一旁的我安安靜靜地和父母在手術室外等著。

因為我生長在這樣特別的環境，讓我有許多特別的個性。

首先因為哥哥而煩憂的父母，沒能有太多的時間在我身上，因此我也養成自己的事情盡量自己做好，非常獨立的性格，環境驅使我必須早點成熟。

再者如大家在文章中所看到的，我的哥哥是一位樂觀到你完全不能相信，他用笑走過每一段崎嶇的路程，不向命運低頭，被他這樣的性格感染著，我也相信什麼事總能過去的，只要我們努力面對，黑暗中總有一道光芒，從而我養成了不會隨便放棄的精神。

從小到大，對於這些的不平衡，我也不是天生就能適應。

不懂事的時候總會想著為什麼我要讓哥哥阿？為什麼我們就不能和別人一樣到處去玩呢？當時候的我雖然心裡很不是滋味，總是想著再忍耐一下吧~但偶爾還是想鬧個脾氣抒發心裏的不平衡。

慢慢地長大後，我會覺得當初的自己真幼稚，為什麼要跟哥哥計較這麼多，為什麼要埋怨？因為我是多麼清楚哥哥是多辛苦地走過這些路，在這個世界上除了父母之外就屬我跟他有最親的血緣關係，我當然希望他能陪伴我一輩子。

每一次看著哥哥痛，痛到顫抖、痛到槌床、痛到大聲呼喊，看著看著心裡總希望醫生趕快來幫忙⋯或者我可以幫哥哥你分擔一點點，讓你不要痛成那樣啊！

同時媽媽的眼淚，一滴一滴的落下，但我們都無能為力，只能在旁邊陪伴哥哥，幫他加油打氣。

哥哥的狀況每天都不同，家裡的氣氛也隨之起伏，然而負面情緒和悲傷情緒的抒發是罕見疾病家屬中很重要的一個課題，對我來說，我也曾經覺得這樣的壓力，壓得我喘不過氣。每天看著悲傷的父母，看著瘦弱的哥哥，覺得自己好累，好想逃到一個無憂無慮的快樂天堂，為什麼是我的哥哥遇到罕見疾病？什麼時候才有雨過天晴的一天，能夠開心地，快樂的過著一般家庭的生活？

但是慢慢地我學會調適，我學會換個角度想。因為哥哥，我知道生命的重要性，我知道這世界上沒什麼比生命更重要的事，健康就是一切。我知道活在當下的重要，我知道能跟家人在一起是很幸福的事。

每一次的困難，我都會盡力幫哥哥向老天爺祈求，並抱持著我哥哥一定可以順利走過的想法，心中有希望，至少能夠帶著我往前走、往下走、往戰勝病魔之路走。

如果你們也和我一樣，覺得幸福得來不易，且又常常匆匆溜走，總在每一次幸福的時候，卻又不免有一絲絲的擔憂，那你們一定要好好把握生命的每一刻，把握和家人相處得時光，用樂觀且正面的態度去陪伴他們，因為正能量的傳遞是支撐他們往前走的動力。

老天爺給我們的手足一個重大的任務，給我們一個特別人生，是為了讓我們一同譜出屬於我們的樂章。

無論如何，不要害怕面對，要知道還有很多人陪著你們，讓我們一起樂觀地陪他們走下去，祝福你們的家人和我的哥哥都能平安健康。

# 第一章 時光機

## 【時光機】出生/確診前

# 【時光機】出生~確診前

## 初生。難以下嚥四神湯

待產室外，是一種準備發雪茄的心情。名字想好，擺桌宴席也妥當了。第一胎就生男孩兒，我不致重男輕女，但獨子總要負起傳宗接代大丈夫任務吧。真想讓天上的爸媽也為我驕傲！

黃爸爸胡亂想著，摩拳擦掌準備全力衝刺，一開門就抱起初見面新生兒，大聲呼喚他的名字「昱豪！」

## 【最年幼病危通知】

沒料到是苦難的濫觴。

響起的是加護病房的廣播。

什麼意思？

聲聲錐心。不是一般護士來說恭喜，不是叫他進婦幼產房，也不是前往體重過輕嬰兒的保溫箱，奈何看兒子是要去加護病房？

產科醫師的話其實只有半懂。

初生兒臍帶繞頸、疑似腹膜炎、疑似腸破洞、疑似破洞已自體填補起⋯

產前有認真參與母嬰知識，黃爸爸知道，以上任何一項都足以讓脆弱嬰兒致命。

要他簽名的，看來是濃縮多項高危版本，沉重的一張病危通知書。

隔著厚厚窗玻璃。父子在人世間的第一次會面。

是我兒子嗎?比一般男嬰更輕盈，才2900多克。

眼睛還沒睜開，肚腹已先被手術刀剖開。醫師鑷子輕輕夾起細軟長腸，不斷翻攪著小於尾指半透明的粉色腸子…

我的baby嘴巴張大大，昰豪，你是在痛嗎?在哭泣嗎?

一出生就創紀錄，收到年紀最小的病患病危通知單。

親愛的孩子還沒看過世界，還那麼小，我甚至還沒抱在懷裡啊!

渾渾噩噩不明白怎麼看完開刀過程的。

在醫院裡還保持冷靜的情緒反應，一走出醫院，想到才見面的兒子就可能道別不再見…爸爸再也抑制不住地蹲下來大哭一場…

## 【難以下嚥四神湯】

這時，媽媽仍在產後的疲累中昏昏沉沉睡著。

爸爸想也好，剛生產完別增加她負擔。我也好累，想休息一下…但無法闔眼，一閉眼就是揮之不去的，細細長長粉紅色的腸子，在不停纏繞蠕動~

很長一段時間，華燈初上時，住家附近龍山寺的攤販一一就位，道地四神湯麻油香勾引接踵而至的饕客。一向喜愛在地美食的黃爸爸，竟掩住欲嘔的嘴吧，迅速逃離…連黑白切的小腸或大腸頭也倒胃口。

父母猜想得到是個難帶的孩子，那就⋯自己帶吧！

總是自個兒孩子，再怎麼關關難過，硬着頭皮也能關關過吧。

當時，看似纖弱卻堅韌的嬰兒，不明原因地，疑似的腸腹嚴重症狀，竟自體適應癒合修補。

曙光漸亮，慢吞吞進食但總算撐了下來，昱豪緩緩成長。

淡忘了鬼門關曾近在咫尺。

接下來的八年昱豪健康正常，調皮愛玩，讓大家全然錯估罕病將至的摧枯拉朽殘酷威力。

一個責無旁貸的承諾，讓負責任的小家庭、加上住在隔壁的黃媽媽的父母家族、連台中黃爸爸的親戚家族，以及嫁到美國的姑姑家族⋯傾全力支援，方能好好喘上一口氣。

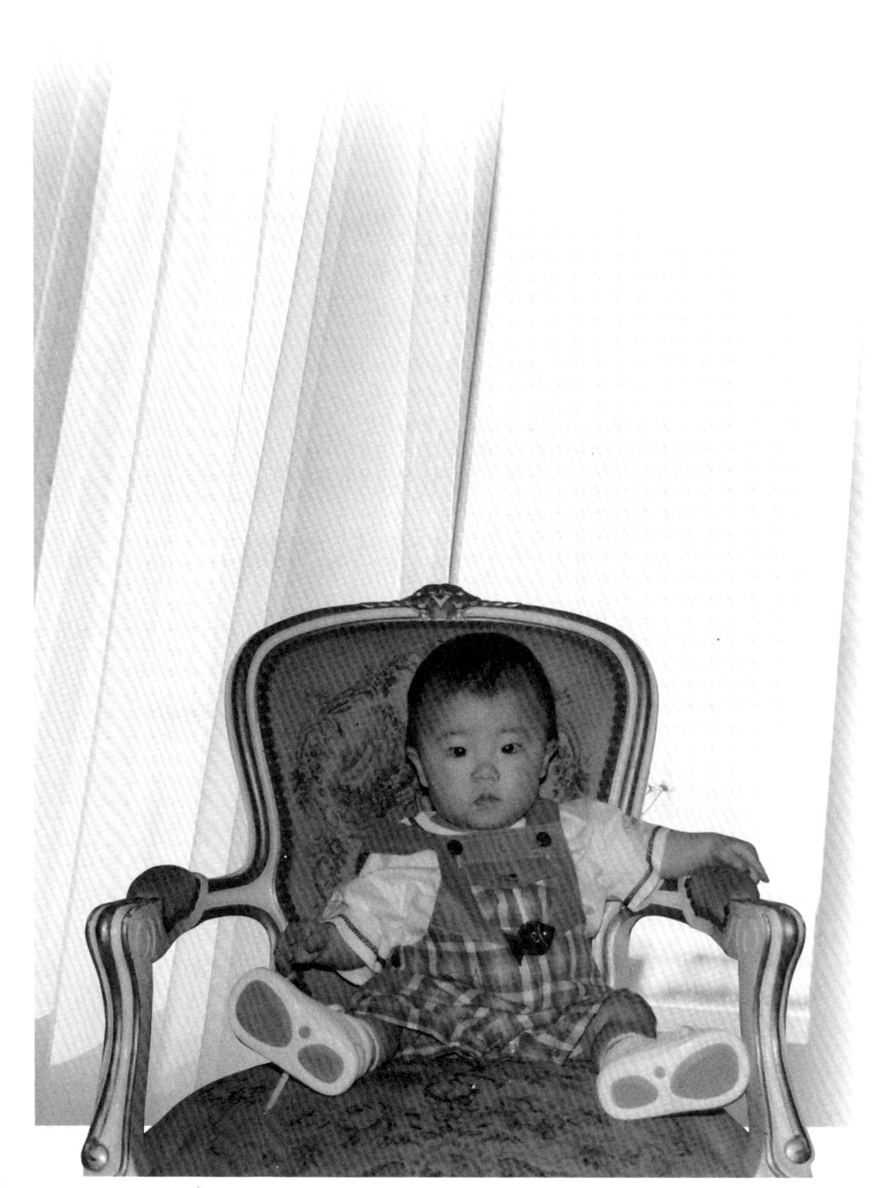

## 名叫奕勝之前—爪耙子愛哭鬼

奕勝現在很會自嘲了呢。

問他，八歲發病之前，你是怎樣的小學生？

「爪耙子」「愛哭鬼」簡單明瞭六字，加上一串開朗的笑聲。

### 【爪耙子】

奕勝本來不叫奕勝。

在小二之前，他就是一般古靈精怪還有些愛哭的孩童昱豪。

當出生時的腸破洞危機漸漸癒合，小朋友愛玩的難移本性再也藏不住。

昱豪在學校喜歡數學，喜歡推理，也很喜歡每次下課和三兩個最要好同學，在教室外走廊打打鬧鬧玩戰鬥陀螺。最要好的同學，就是劉文傑。

許多人在畢業時寫：友誼長存。卻往往長久不再往來。

而文傑這位在校僅相處兩年的童年好友，不需寫下隻字片語，多年以來一直陪伴病中奕勝走過風雨飄搖，還作夥得獎領獎，成為一輩子難能可貴的鐵哥兒們。

班導在批改作業，一探頭就看到他們幾個，昱豪也開心跟老師打招呼。

他有點兒正義感，也有點兒搞不清狀況，一看到同學做了些老師上課說過不允許的事，就會湊近老師：

“報告老師，李某某在跟林某某吵架！“

“老師，報告！我跟你說喔，ｘｘ偷喝００的多多！“

守本分的媽媽笑著搖頭形容：他就像爪耙子啊，告訴他這樣會惹討厭也不聽⋯

**【愛哭鬼】**

每次到最後一堂課，都會看到昱豪坐立難安，不是因為好動，是想到嚴厲的爸爸規定上的安親班功課還沒好，聽說會被打手心啊？

只是聽上過課的哥哥姐姐講，昱豪就覺得手心隱隱作痛⋯

嗚嗚！一定超痛啦！痛死了啦！

越想越頭皮發麻越恐怖！怎麼辦，時間一分一秒逼近！哇哇！

剛開始他自己打電話跟爸爸求情，拜託別讓我去那裡。理由又不敢說破，支吾其詞。

沒有正當道理，擔心昱豪文科功課會趕不上，不能不去。嚴格的爸爸壓根兒不再接他電話。

山不轉路轉，總要接老師電話吧！

文傑回憶，下課時一回頭常看見昱豪哭訴，把拔不接我電話，老師打給我爸啦∼

「真的打手很痛嗎？」我問。

「沒被打過呀！」奕勝聳聳肩。

## 【自扮柯南辦案】

實際皮肉痛那次發生在小學一年級，是拼湊加推理來著的。痛與怕，讓他這段記憶清晰。

執行人是雅惠媽媽，也是唯一一次打他，那種雷聲大疼痛程度牢牢記！但是雨點小過程還真記不清了。

於是奕勝小柯南展開推理調查。

「打哪裡啊？」我問

「阿惠～那次打我是打哪裡？」

又好氣又好笑的雅惠媽媽從大老遠房間被喚出來，隨口說：「打手吧！不記得啦」畢竟是奕勝小一時，距今已經超過十五年。

奕勝不以為然。搞笑說：

「那麼，阿惠退朝吧～」

接著擺出"沉思者"雕像架勢。

「打手心太平常，不太像。應該是打我小腿，才會印象深刻。」

「用什麼打？」

奕勝眼鏡閃光亮了一瞬。展開排除法。

「是用她的手嗎？不可能，這樣她手也會跟著痛……」

實在饒富趣味，我跟著推敲。

「嗯，有工具對吧？」

「一定有。至於是什麼工具呢？」

以下奕勝獨白。

「愛的小手？不是，當時不流行，我們家也沒有準備打孩子道具……」

「我媽是會計，但當時快氣瘋，應該不會大老遠去拿算盤……」

「那時角度是⋯」

他推推眼鏡。

「好了！知道了！」

在大人毛利小五郎醒來之前，我們宣佈案件偵破！

雅惠媽媽隨手拿起桌上原子筆打奕勝小腿肚。至於原子筆牌子，媽媽很節儉，應該是最便宜的S牌！

我們呵呵大笑！真相大白令人莞爾！

## 【痛，也要樂觀】

人說最高幽默是自嘲。奕勝舍我其誰。

想要的目標，從小時一直幻想的小叮噹時光機，到務實走進現下，只想病情穩定，好好與家人生活。

與編者談話當時其實是奕勝鱗狀皮膚癌第四期，他固定得每天不間斷到醫院報到，進行化療，或是放療。嚴重時，常常需住院同時監控血液指數與癌症變化，涓滴辛苦不在話下。

不知這是天賦，還是菩薩的恩慈？他總有辦法，轉換那一身病痛，為滄海一聲笑！

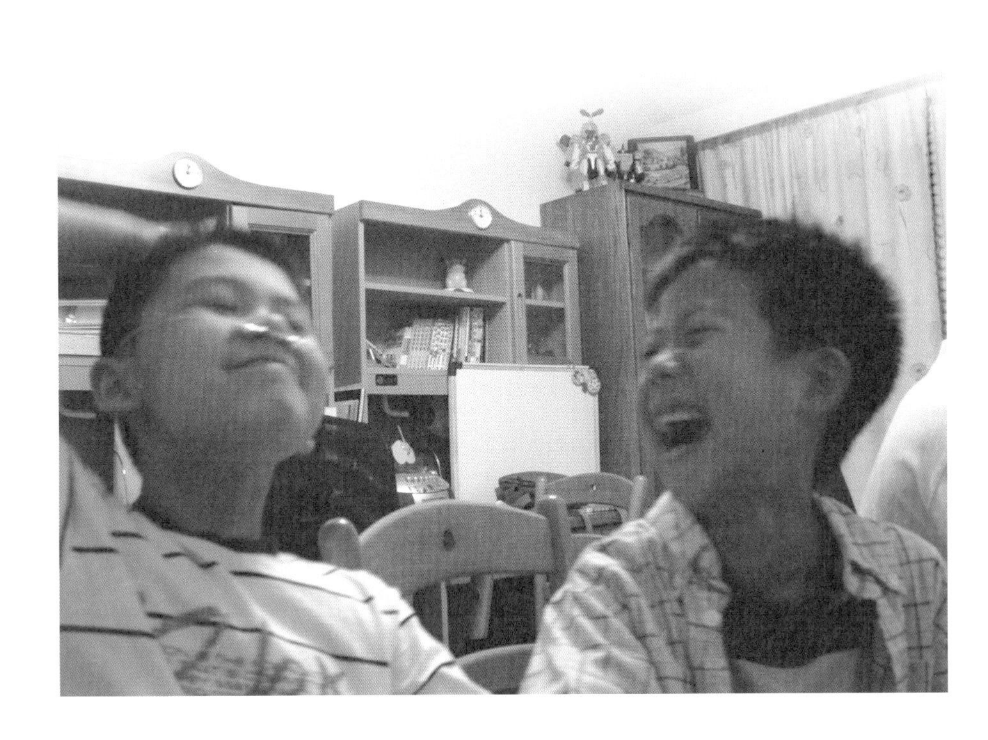

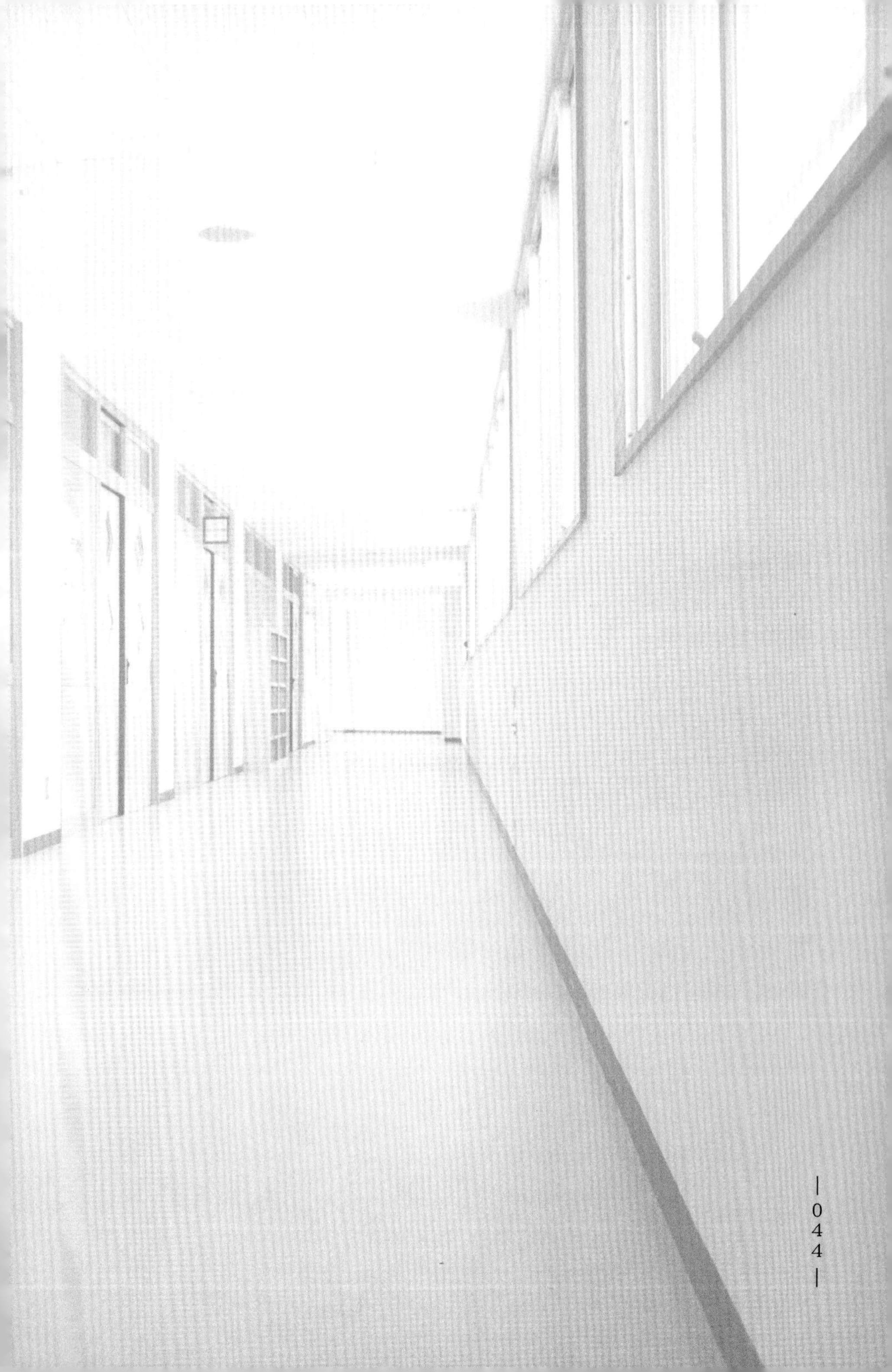

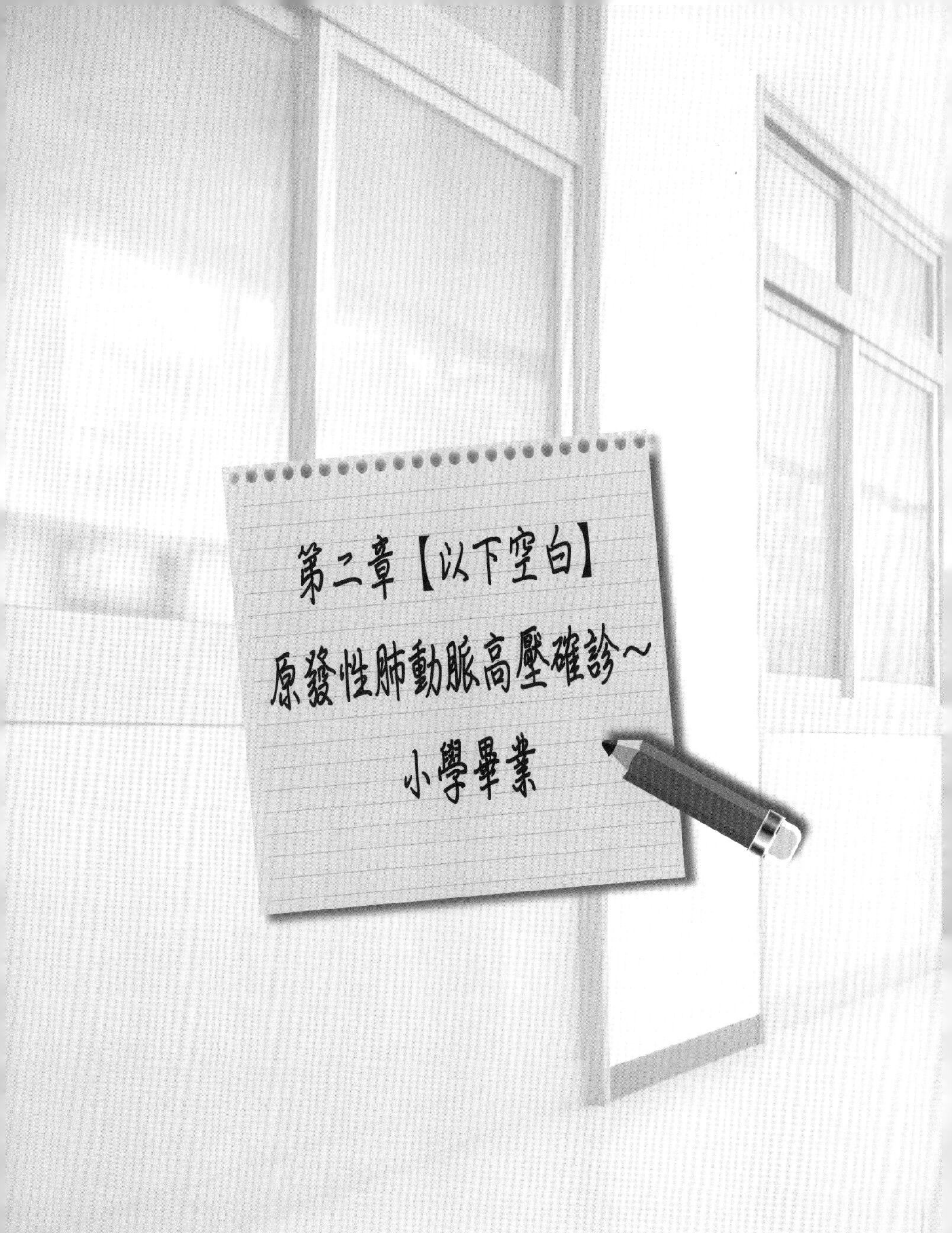

# 第二章【以下空白】
## 原發性肺動脈高壓確診～
## 小學畢業

# 第二章【以下空白】原發性肺動脈高壓確診～小學畢業

## 拼圖填補　以下空白

奕勝第一次認真看著拼圖盒，應該是升小三確診前那個暑假吧。那個全省找遍名醫卻不得罕病"原發性肺動脈高壓"（ＩＰＡＨ）其門而入的慘白暑假。

台中榮總小兒心臟科、振興醫院小兒科、振興醫院心血管外科、成大醫院、高醫、台北榮總、台大醫院胸腔外科⋯

全省各大名醫，開出了寫法不一卻心情與天烏雲同等灰暗的ＩＰＡＨ診斷說明。

## 【以下空白】

「心雜音，運動時呼吸急促，冒汗－以下空白」

嚴重肺動脈高壓，肺動脈閉鎖不全，三尖瓣閉鎖不全，心臟衰竭－以下空白」

「病人於門診時，接受心臟病超音波檢查，宜繼續定期門診追蹤治療檢查，不宜運動－以下空白」

「症狀，呼吸喘－以下空白」

「診斷，肺高壓－以下空白」

「原發性肺動脈高壓－以下空白」⋯

對於青年失怙，靠自己力爭上游的黃爸爸來說，此刻人生拼圖正趨完滿，怎料這如原子彈威力一震，拼圖零亂，以下空白。

對於從小備受原生家庭寵愛，也對自組家庭全心投入的黃媽媽而言，更是最關鍵的一大塊拼圖，危險流失，以下空白。

## 【我的拼圖】

但對於愛玩愛動腦的奕勝呢？

豈止是支離破碎一盒散亂厚紙片。

他看到了，一片空白地，一盒線索！

這盒線索如此誘人！

顏色是線頭，線條是指引，形狀是蛛絲，尺寸是馬跡。

說也奇怪，奕勝自稱性子急，需要耐性的拼圖卻很上手。也許是拼圖時，更重要是不間斷動腦歸類吧！

先找直線條類，定邊框，圍國界。再找相近鄰居顏色或線條，訂東南西北部大方向。集結成數個塊狀社區，還得辨認類似顏色個性些微的差異。放上最後一塊拼圖的快感及成就，猶如紙上建國。這讓奕勝樂此不疲當中，惟獨見識到奕勝急性子的關鍵，就是他不喜停下來，追著基礎線索一層層建構其樂無比。

於是，從一開始基礎幾十片拼圖，到如今驚人複雜的二千片皆然。他如數一一完成，最高紀錄，不眠不休整整十個小時！

今年２０１７，摯愛的表姊珊岑結婚，就是由妹妹昱綺精挑細選主題拼圖，兄妹親手一片一片拼完成，那是帶上手作溫度的祝福！姐姐愛不釋手，很感動，將原生家族的溫馨延續至新建立的家。

**【一片一片拼起家族拼圖】**

每個人生何嘗不是從空白開始拼圖。

圖案有的簡易有的難。數量單純好解或細碎複雜難測。大部分經過努力累積會一一達成。但也有在拼好大部分時，被突如其來的橫禍一大腳踹散，得重頭來過。

奕勝覺得，意外難防。與其擔心七零八落從頭開始的拼圖，不如專注找到眼前這一片該崁入的落腳安身立命處。

他有時會想告訴爸爸，請不要覺得保護所有家人的拼圖，才是完整拼圖。

叮囑媽媽，請不要以為我的拼圖太難而掛心落淚。

招呼妹妹，我們默契越來越佳了，不會的儘管問我，一起拼圖吧！

讓家族知道，我的心志經過一片一片訓練，一遍一遍鍛鍊，已漸趨堅強厲害，臻於達人囉！

可不可以請別太過擔心記掛，偶而讓我陪著幫著帶著你們共同拼一拼吧！

## 與其倒數，不如珍惜相處

如果在你的心肺上綁紮定時炸彈，你作何感想？

時間最多三年，可能加快進程。

一位IPAH中年病友分享她的心情。

「一開始聽到兩三年，我就每天掉淚，哭完一天我就想，啊又少一天了……會想自己還不想離開，想更多的是，我的孩子該怎麼辦？

告訴我，該開始倒數計時嗎？」

### 【定時炸彈】

並非聳人聽聞，這是當時奕勝的處境。

這個罕病恐怖份子IPAH，在一九九九年代才浮出檯面。相較於人類醫療疾病史，算是剛出道的菜鳥殺手，對其所知有限，他的殺傷力卻極為強大。

原因未明，被視為絕症，短期內致命，甚至有「心臟的癌症」之稱，令人跌落絕望最深淵。

回首看當年的新聞報導，不難了解，奕勝父母對望垂淚，轉過頭只能心疼哄哄幼年病患奕勝的無奈何心酸楚

＊藍嘴唇上身！婦爬樓梯喘不停 竟罹罕病剩三年命

＊號稱心臟的癌症 壽命兩年 凶險更甚

＊患肺動脈高壓可致命，婦生產「一命換一命」…（註1）

連台灣最頂尖的台大胸腔科醫療團隊都說：

「如果不移植肺臟，選項只有兩個⋯

一是服藥，存活依狀況而定

二是不治療，在安寧病房好好走⋯」

## 【心亂如麻全家福】

爸爸再次跟醫護專業的家族成員請益，姊姊、舅舅、表哥⋯

沒有好消息，沒有奇蹟。

唯一存活希望，只有肺臟移植。

在確診與就醫之間，奕勝家心亂如麻，堅定要做的只有一件事——拍全家福。

說起拍攝動機，爸媽眼眶泛淚。

「不敢多想⋯很怕是最後的相聚時刻⋯唯一能做的，就是拼命留下家人在一起的珍貴記憶⋯」

於是爸爸媽媽昱豪昱綺，到專門拍攝全家福的麗舍照相館，卯足全力留下開心的互動畫面。

幫孩子穿上繽紛色彩，像陽光、像糖果、像好心情。自己則配上正式服裝，告訴自己，要慎重、要認真、別讓孩子識破心中處境。

奕勝一直是開心果，擺ｐｏｓｅ、擠眉弄眼、裝正經⋯都難不倒他。妹妹天真爛漫，不管是靠在父母懷裡或傻愣愣發呆也童稚可愛。只有父母總想掩飾憂心，坐立難為。

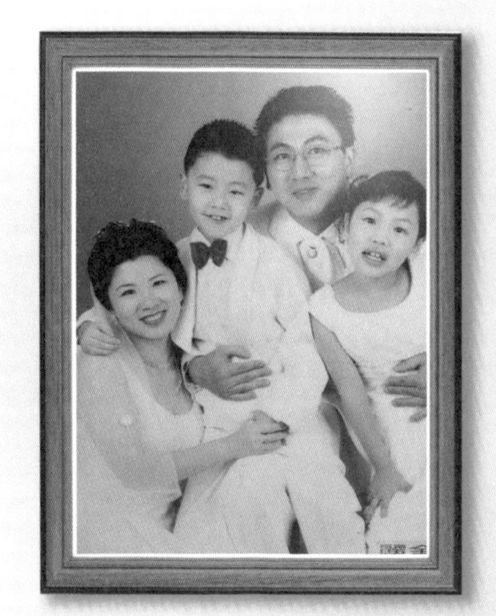

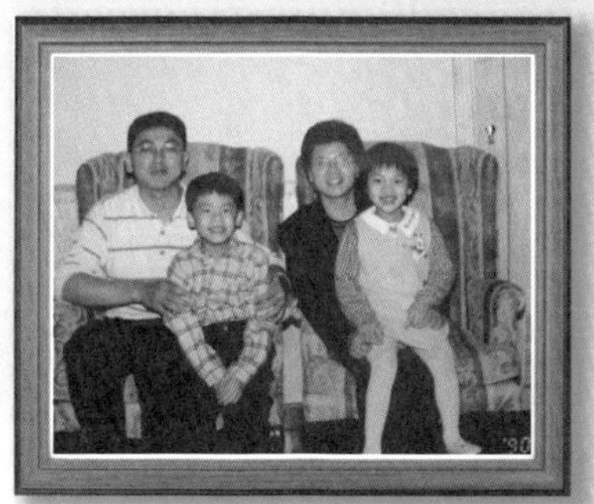

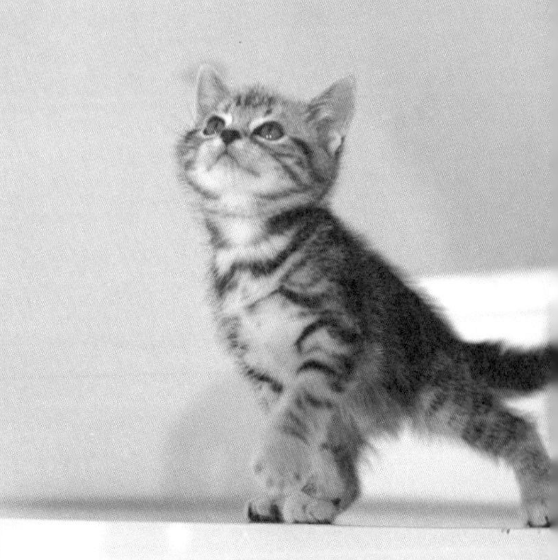

咔嚓咔嚓，請儘管拍吧！

左邊右邊，能照到的角度都珍惜，別放過吧！

第一次，選擇珍藏三十多組。

過兩天，再加上不捨十多組⋯

**【泛黃照片】**

這些年來，孩子長大，相片泛黃。那些全家福，一直在床頭邊，依然守護著珍藏不捨的全家人。

當時奕勝的微弱冀望只有一丁點兒，零星的小小火苗，來自另一位病友吳老師正在戮力爭取的美國新藥。（註２）

人生永遠在絕望處逢生。

就像那句英文諺語 You Never Know 誰知這株星星之火，最終竟成了奕勝的救命索。

註１ 取材２０００〜２００２港台新聞報導標題

註２ 吳彥竹老師（本名吳曉亮）於２００４年成為原發性肺動脈高壓病友聯誼會創會會長。他在病榻上積極爭取的新藥為ＰＧＩ２（Ｆｌｏｌａｎ），在２００６年終於申請成功通過健保局補助，現已成為ＩＰＡＨ患者最有療效的藥物。斯人典範長存。

## 遍路，不靈不應

### 【遍路】

日本四國，有一道神聖的佛教苦修之途，串聯八十八間歷史悠久寺院。相傳，只要虔敬祈拜，走完這充滿挑戰的八十八願所，則心誠所至，必達天聽。

於是，時見途中孤單旅人低泣或汗涔涔，踽踽獨行於山間爛泥小路或陰冷石階上。願所時處山之巔，海之涯。此路雖艱難險阻，却已列入諸多修行人此生必走一遭誓約。

### 【媽媽遍路之旅】

雖然信奉佛教已久，在認清奕勝是罕病兒現實之後，媽媽雅惠的「遍路之旅」才正起始。

以前是歡喜佛教教義，現下是為了孩兒求助。

以前是平常心，現在焦急萬分。

以前可以挑選有緣之佛相及所在，當今之計，神佛也好，道釋未拘，難易程度不重要，只要能讓我的奕勝身體有起色，我都赴湯蹈火不惜。

家附近香火鼎盛的悠久歷史龍山寺不用提，勤走勤參拜。自早到晚，從正殿到偏殿，觀音素吃到全月齋戒⋯

市場頭，巷子尾⋯總會遇到熱心的鄰里。

不出所料，每位苦難霧裡走過來的台灣鄉親，都有私房宗教。許是廟宇教堂，或是導師靈媒介，透過各方儀式或親炙，安慰一顆顆無所適從的心。

不會騎摩托車，也不會開車的雅惠媽媽，從確診奕勝病情是無法治癒的罕病那刻起，用雙腳，轉大眾運輸工具……一走再走。

她邊流淚邊祈求，相信只要我一一走遍難關挑戰，誠意所至，必達天聽。

只要爸爸有空照顧奕勝的日子，她風塵僕僕，走遍全省北部中部南部，走過高山廟宇教堂，走進聽說很靈的老師公寓，偏僻鄉間的功力深厚師父…

然後就心急如焚衝回家，往往已是夜深，奕勝進入夢鄉時。

「有效嗎？」

她急忙看檢測儀器指數，憐惜地輕摸奕勝的臉，怎麼還是氣色不佳啊~

雅惠想破頭，我們沒有做壞事累積業障，因果也不該處罰無辜…究竟是病魔太猛，還是我挑選戰場不夠到位，不夠努力啊…

**【院長級遍路】**

出征最遙遠距離、奉獻頂規法會，也是奕勝最想念媽媽那次，是離家四天三夜寺廟禪修齋戒。

來到國境之南，高雄縣六龜鄉清涼山妙*寺。

據悉，那是院長級別的大人物多年來虔心靜修場所。其夫人長期受類風濕性關節炎所苦，中西醫皆不見療效，終日坐輪椅移動。後因搬到此處靜養，加以住持日日以經文助唸加持，氣色轉為紅潤，復原跡象明顯，被視為院長家廟⋯⋯

奕勝正為病所困，連一公尺皆難行，路程遠些便需輪椅代步。此言字字句句入心，媽媽決意前往，親自參與頂規法會。當然，對家計而言自是極為昂貴開銷，雅惠先行前往禪修體驗。

來至四面環山的靈山寶剎，縱谷之下是荖濃溪蜿蜒。遠離萬丈紅塵，穿上海青，眾生平等。雅惠跟著齋戒、早課、灑掃、唸佛禮佛、聽講⋯⋯日常而忙碌。日出日落，話語少念頭多，心繫依賴她的奕勝。

當然，奕勝也一直纏著爸爸打電話給好幾天不見的媽媽。

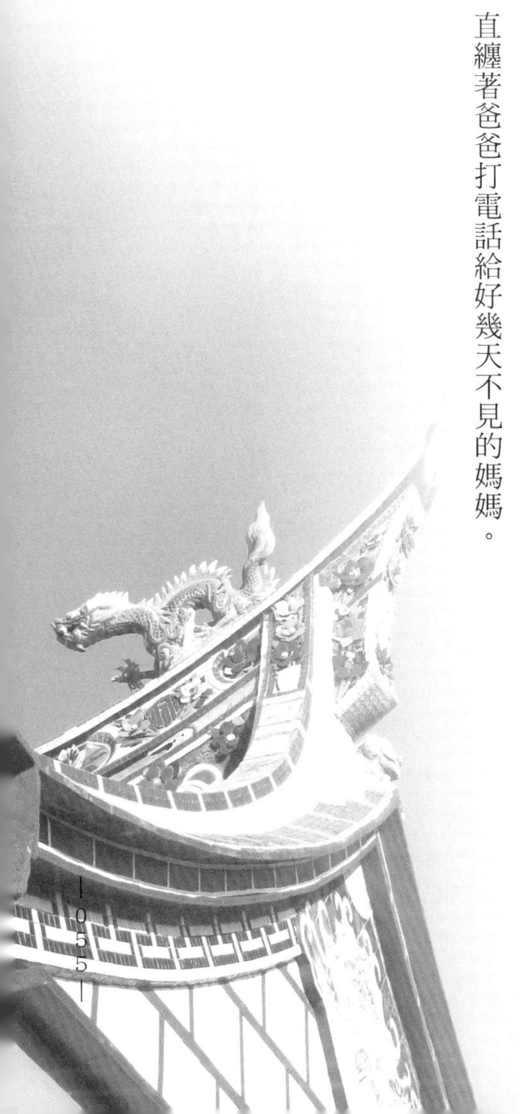

## 【爸爸的遍路】

文照爸爸的遍路之旅，麻煩不分軒輊。

首先是動員親友與資源，蒐羅關於ＩＰＡＨ所有醫護相關症狀規定報導人事時地物…等等。

接著是尋覓名師，將昱豪改名奕勝，期許一場先天基因命運改革。

還想到，因為奕勝始終呼吸不順暢，猜測與風、與水是否相干？

大師指出家園位於無尾巷，空氣窒礙不流通，容易身體不適。

言之有理。然而搬家可不是小事。要先賣再買？要裝潢會反而不利健康？看病之餘有時間嗎？老的小的體力夠不夠呢？

只有一句，為了孩子，我願意改變。

幾經思索，爸爸決定先租賃。

雖然朋友群五湖四海兄弟眾多，找房子還得聯絡大師，一間間親眼去看。

雖然家具功能實用，安全就好，也是得親自丈量挑選。

奕勝的檢查繁瑣，病情複雜，超乎原先預期…

在在都需要投入時間體力心思。往往一路忙活，疲憊回家時已月落，出門時太陽仍未探出頭。

但只要摩托車途經廟宇，爸爸就會暫停，合掌，默念。祈神佛眷顧奕勝。

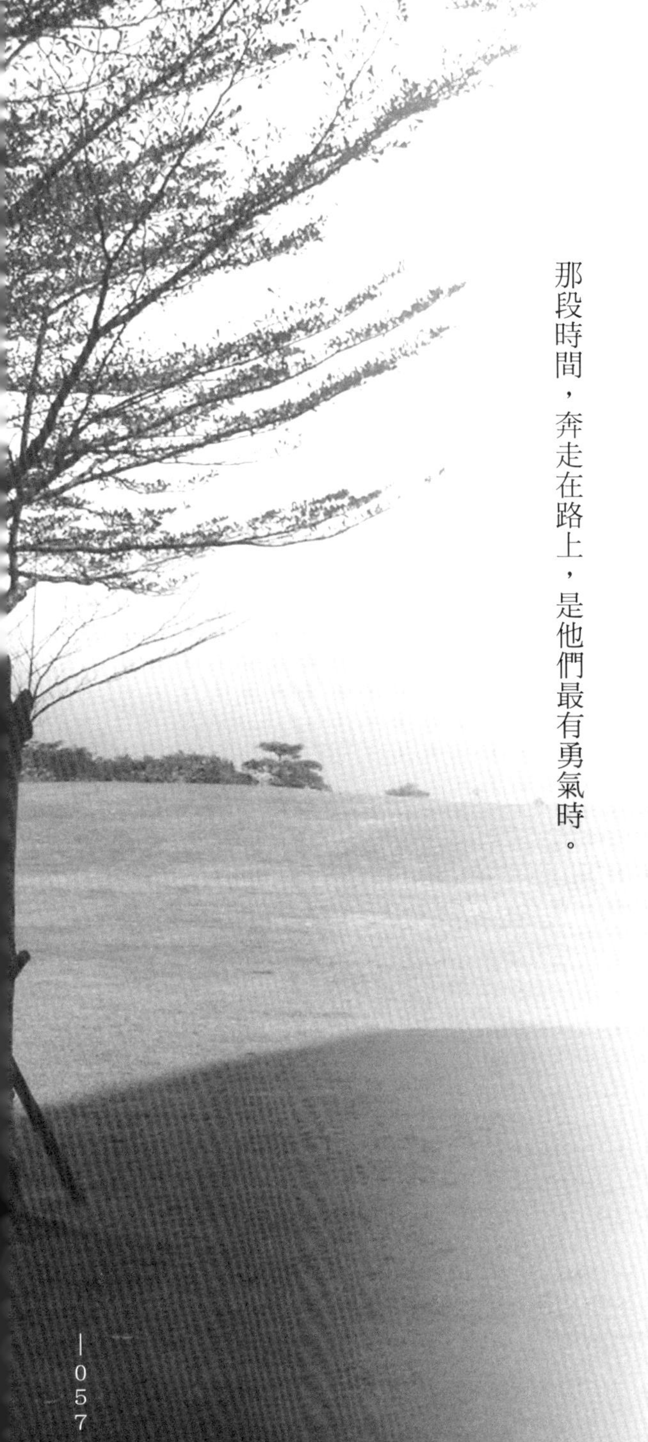

## 【路，通往何處】

大部分結果仍是垂頭喪氣，但沒有人想放棄。每回奔波時都會設想：
也許，老天垂憐，終於給一條生路？
也許，路是人走出來的？
也許，這次回家就能看到大大微笑？
那段時間，奔走在路上，是他們最有勇氣時。

## 醫院當家　震撼教育

「妹妹好可愛喔！你家住哪裡呢？」

「……」

甫上小一新生的妹妹昱綺，聰明乖巧，家中地址早背得滾瓜爛熟。但那陣子被問到這問題，她總猶豫。

心想：要回答台大醫院嗎？

**【迷惘】**

剛上小學一年級，新同學新老師新制服新環境，一切如此新鮮好奇！好像世界擴大了，又好像多了要學習的責任，同學每天都嘰嘰喳喳，探索不完的話題。

昱綺卻相較若有所思。

幼稚園時會帶她上廁所的哥哥，現在連自己上廁所，都舉步維艱，臉色蒼白，氣喘不已。

應該要上小三的奕勝，說好要一起上下學的哥哥，怎麼開始久臥在病床上了？

家裡，跟哥哥並排的書桌上擺放好好的ㄅㄆㄇ練習簿跟畫圖本，現在被搬到哥哥病房裡的小茶几上。

台大醫院八樓病房。奕勝開始住院進行罕病ＩＰＡＨ繁瑣檢查與治療。

將近兩個半月時間，昱綺放學後直接回到這兒，在這兒寫功課，梳洗，跟家人見面，睡覺。

隔天一早再從台大醫院到學校去。

難為小小年紀的昱綺，她真以為那不就是家了嗎？

只是這個家太暗。

一大早，爸爸喚醒她，昱綺習慣性揉揉眼，回頭望向病床上哥哥，以及睡在櫃櫥下的媽媽。通常，他們臉帶倦容入夢中。不發一語加快腳步跟上爸爸。六點多，走過醫院黯淡鬱悶長長走廊，只有指示燈螢光亮得駭人，好似不知天亮。她默默坐上爸爸摩托車。

這個家有她不喜歡的味道。

爸爸接她放學，大步走在前頭，亦步亦趨的昱綺有時要小跑步才跟上。在台大醫院的自動門前，她急停煞車！門開時，那撲面而來的氣味，她得深呼吸做好準備⋯像一直不放晴的陰雨季，她真的不喜歡！然而她還是慢慢走近牽爸爸的手。

這個家很冷還睡不好。

小茶几是她的書桌，晚上就睡在拼起來的兩張小沙發。沒什麼好抱怨的，魁梧的爸爸蜷縮在醫院簡便折疊床，苗條媽媽窩在儲藏櫃中間一列客座椅。彈簧鬆弛，椅面斑駁，睡到半夜翻身，沙發還會從臀部中間叉開。她笑笑回想說那都無所謂，唯一在意的是，醫院怎麼那麼冷冽，再多層棉被也蓋不暖⋯

## 【反覆病情】

在昱綺上課爸爸上班時，醫院裡，雅惠先醒來，反射動作先察看奕勝臉色跟心跳血氧指數。昨夜奕勝又發燒，驚動護理站做緊急處理，打完抗生素好不容易睡比較沉了些，只希望他今天起床不要再噁心嘔吐了。

前幾天做了心電圖、超音波、電腦斷層等多種心肺功能檢查，每一項指數都不妙。尤有甚者，護理長來報告，右心室可能已衰竭⋯

這是八歲孩子應有的心臟嗎？天哪！我們做錯什麼？懲罰大人吧！拜託不要折磨孩子呀！他還那麼小～

張惶失措強壓住，眼淚往肚裡吞。要苦也要苦大人，別讓奕勝昱綺看出來啊！

文照爸爸與雅惠媽媽慎重約定。

每天令人難過的病情進展急速變化，雅惠媽媽的願望被迫切分實際 ─ 拜託今天，奕勝別再頭暈嘔吐了。晚上，奕勝能睡得著。明天，吸入性藥物能讓奕勝撐到下次，不要在兩次之間喘氣急促，呼吸困難⋯

預定今天做心導管手術。前幾天醫師告知手術危險性，爸爸便愁容滿面。一早就去龍山寺拜拜，虔心祈求。

手術臨時取消，並不是好消息，是因為心臟裡面有血栓，需先使用抗凝血的點滴希望能盡快把血栓沖掉。

一天抽血四次，翻看奕勝的手，滿滿都是針孔。瘦小的他血管細弱，每次抽血都要試好幾次才能順利，奕勝最怕痛了啊~

入院後林林總總侵入式檢查，他已清楚知道那種注入的痛，但當一次次落空，沒辦法一針見血，失望中立刻要再度迎戰，那是重疊身心靈的苦…奕勝邊大力喘息邊痛得哇哇大叫！

雅惠媽媽抱著輕盈的奕勝想說些撫慰的話語，語未至，喉嚨已填滿哽咽，索性忘了不在孩子面前流淚的承諾，任由眼淚爬濕滿面。

文照爸爸邊哄邊幫忙壓制亂動的孩子，見狀再也忍不住他必得做理性靠山的誓言，彷彿一針一針扎在他心上，無能為力的酸楚心疼襲來，他也崩潰了。

神明啊！你在哪裡？

祖先啊！救救你的子孫吧~

**【風不平 浪未靜】**

兩年前，奕勝小一時，才聽到可能會痛就哭哭啼啼，現在每天逼臨的痛感考驗，他已日漸沉穩。

主治徐紹勛醫師叔叔天天來巡房，不忘親切問奕勝：「有沒有多吃一點飯呢？」身為IPAH罕病翹楚的台大醫療團隊重要成員，徐醫師看過許多三十至五十歲好發族群案例，但是八歲發病實屬罕見。

他私下心疼地表示：「在應該有快樂童年時發病，也太早了～」

沒有一天風平浪靜。

一直未見好轉，連自費的吸入性藥劑也功效不大，奕勝仍然喘吁吁、氣促、頭暈、嘔吐⋯⋯反覆發作。爸媽決定再自費購置氧氣機、血氧機等相關設備。

臨時通知明日要做心導管手術，爸爸把報導拿給媽媽看：

「心導管檢查或治療是屬於高危險性侵入性的處置，所以偶爾會引發併發症，如：顯影劑過敏、心肌梗塞、中風、心律不整、心臟或血管創傷、血栓、感染等，甚至於需緊急進行開心手術。

合併症發生的機率與嚴重度，視病患本身心臟功能好壞、疾病嚴重度⋯而有不同」

思前想後，雅惠媽媽看到"視病患本身心臟功能好壞…豆大淚滴，就不爭氣滑落下來。

這還用說嗎？三個月前診斷證明清楚寫著：「心雜音，嚴重肺動脈高壓，肺動脈閉鎖不全，三尖瓣閉鎖不全，心臟衰竭…以下空白」

從北中南各大醫院檢查報告，從小兒科到心臟胸腔科…在在都提醒著：請做好準備，奕勝風險評估絕對是最高等級的了…

父母心中吶喊，我不要以下空白啊！

牛頭馬面差使，只怕近在咫尺。

在醫院，黃爸爸忍住了。回到家，獨自一人忍不住打給大姐。

文照就讀專科時，失去最疼愛他的母親，浪子一遍又一遍思量母親對他的好與期待，卻是再也無法彌補過往…

最難過時，長姊如母，是大姊與二姊扛起家計，也一肩扛起弟妹的信心。

文照爸爸像嬰兒般卸下面具，放心的嚎啕大哭，把在雅惠面前不能，奕勝面前不允許的眼淚都撲簌簌痛快流下…

黃爸爸黃媽媽，及知情的家人，一夜未眠。

唯一好消息來自台大醫院小兒科吳美環主任醫師，說奕勝目前超音波圖看來，心臟比預期中好。

抱著這微微的一點希望，奕勝進入加護病房，隨後進行心導管手術。

**【手術初領悟】**

奕勝就在兩週前，好不容易熬過身心靈痛楚的恐懼，現在居然⋯⋯還要面臨睜開眼看不到親人在身邊，發現自己被五花大綁，置身冰冷手術台上，只看到刺眼的頂燈，全身癱軟動彈不得。自詡靈敏的耳朵，只聽到鏗鏘敲擊的金屬聲⋯⋯

牽不到母親的手，聽不到爸爸的叮嚀，傳來的話語，也不像任何親切的同學或老師，朦朧中好像夢見喜歡切水果的二姐姐了⋯⋯多麼陌生孤單的漂浮⋯⋯

一場遠超過八歲孩子想像，掙脫不了的夢魘！

在薄弱的生命跡象中悠遊醒轉，麻醉作用讓奕勝意識模糊，心臟悸動不止。他說不清處境是幻是實，是生是滅？剛剛隱約聽聞同學的嬉鬧是否即一週前來探看他的同學？

生命的思索，即使一時沒有答案，卻是一道再也關不嚴緊的門。

想得比同齡孩子多，身體卻還是孱弱的八歲小孩。麻醉一退，奕勝好痛喔！是這些糾纏不清的身上插管作祟吧～

好奇怪的感覺。腦袋思路不熟念頭搗撞，不懂身體從何處劃開，最熟的家裡回不去，連方才認識兩個月的普通病房咧？

景物不再依舊，念舊的奕勝，正與自身根深蒂固的個性展開拉鋸抗爭。

於是，手術後，隔著加護病房玻璃，會看到原本順服脾氣的孩子，在更虛弱狀態下，拉扯諸多腹股溝插管，執拗要回復還原—回家，或是原本病房。

並且之後好幾天，不知有意還是無心，問及身邊人，早熟的生與死課題。

父母無言以對。

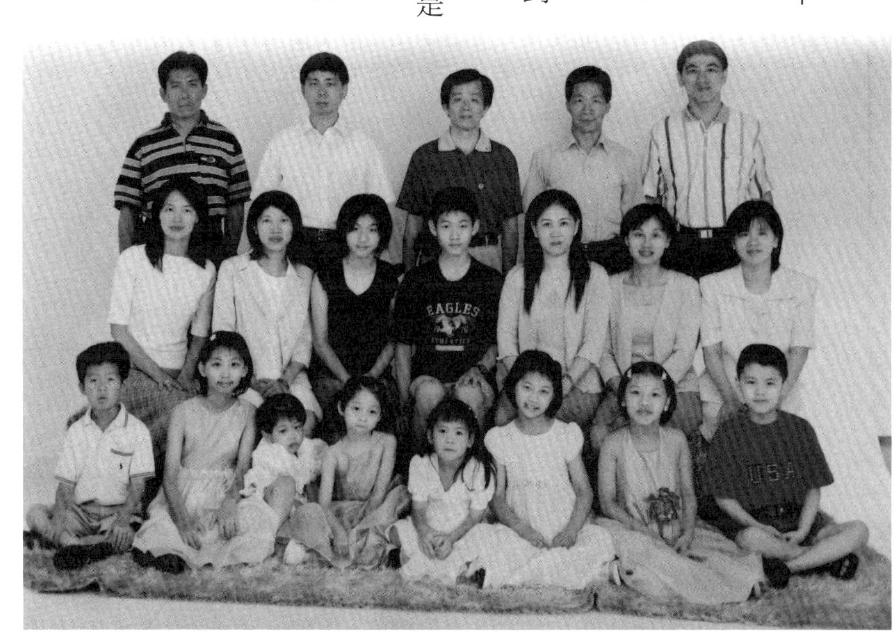

【震撼教育】

終於可以回到真正的家，一家人從長期征戰沙場歸來，真覺兵已疲馬已殘，氣力放盡。

他們深深體悟，罕病蠻不講理折騰人心志的功力。

剛強的靠山黃爸爸，戴上鋼盔，懷揣驚人的求知慾，衝進未知蠻荒領域。

蜿蜒的生命之水黃媽媽，張開雙臂，以不撓的信念，面對初學的懵懂。

升上中年級的奕勝，一絲氣息得之不易，更驚覺不像他認識的愛玩熟悉的自己。

上天開了個大玩笑。

但因為愛，因為家就是沒有人會被遺忘的地方。

那就學吧！衝吧！邊走邊看吧！

在這極少人見過的病魔面前，每個人都是剛入學的一年級新生。

## 化己悲，為大悲

是夜，月光皎潔。

奕勝難得看來平靜，沒有欲嘔，沒有大口喘息，甚至對我扮了個鬼臉。

輕鬆氛圍下，我抱著他問，「說說你的願望吧。」

以為奕勝願望是想要小叮噹的時光機，他提很多次了，想回到心臟還沒生病之前。

他抬頭看看我，

「爸爸，生病好痛……」

「吃藥好苦……」

「吸不到空氣好難受……」

我都知道，孩子，我欲哭無淚，抱歉讓你受這麼多磨難。

所以此刻，爸爸的願望很簡單、很平凡，就是全家人平平安安、健健康康就好。

「那麼，我的願望是……」

奕勝歇喘一口氣：

「全世界，都不要有人生病！」

這則奕勝小故事，記載在爸爸２００２年札記本裡。

八歲的奕勝，連爸爸要求他練習抄寫的佛經都寫的零零落落，每每被嚴格的爸爸喝斥，擦掉重寫⋯這與生俱來的菩薩心腸，是怎麼一回事？

奕勝是乘願而來的小菩薩嗎？怎麼會初生直接送進加護病房開膛破腹檢查？在母體內即受腸穿孔之疾苦？

菩薩為何不是全身金葉，金碧輝煌光鮮殊勝之身，受人膜拜景仰就好？

奕勝得到的是全台灣不到個位數的人發生ＩＰＡＨ罕見疾病，甭提享受，連呼吸這種基本生而為人的能力都困難得重。小小年紀，進來醫院動心臟導管手術，打針難尋血管⋯小小身軀，盡是傷口切劃痕。身為父母，怵目心如刀割。可有這麼苦命菩薩嗎？

習佛多年的爸媽一愣，有似曾相識的印象。

據聞，佛陀成道之前，有一回投生享盡榮華富貴小王子，名曰大悲。

一日在森林玩耍時看見一隻母虎飼育五隻幼虎，因多日未食，母子奄奄一息，母虎饑餓，幾欲噬食幼虎。

大悲不忍，幾度思忖：眾生裡，母子相互吞食之苦，難以形容。

得知老虎以血肉為食，大悲便以樹葉割劃自身布施。

王子捨身過程中，大地震動。

佛有云：觀眾生苦如己苦，故能竭盡所能行布施，解眾生苦而無怨悔，是慈悲也是精進。

爸爸嘆氣：「難道，奕勝是來度我的菩薩嗎？」

誰也無法回答，畢竟那是前世因緣。今生，做為摯愛的親人，多麼鼻酸不捨！只希望孩子你毋須再次軀體殘破捨身。

就讓我們以平常人身分親愛相處，余願已足。

天下父母心柔軟平凡，奈何困難幾許。

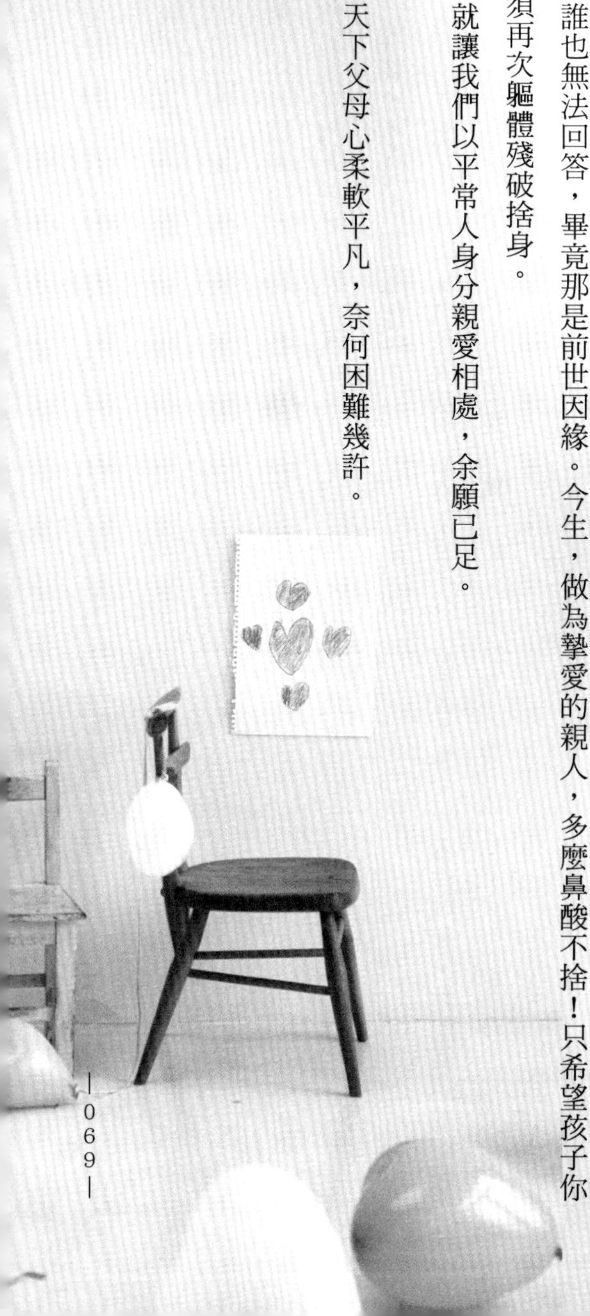

## 跟戲水童年說再見

此生最後一次泡澡，要選在哪裡？

黃爸爸選擇基隆五星級的游泳池。當然是一家人一起。

做為奕勝明天針劑手術之後，再也不能泡澡、游泳、大太陽底下運動…紀念巡禮。

## 【揹起24小時霹靂腰包】

奕勝五年級了，罹罕病也有兩載。雖然全家不計代價盡人事、也敬拜問天，目前使用的口服與吸入式藥劑仍擋不住IPAH來勢洶洶。

他必須改用二十四小時靜脈注射Flolan藥物。

方法是從心臟上方靜脈切口，連接導管從左肩穿出，再鎖上另外一頭導管串聯給藥幫浦盒。這就是奕勝全天候需背著一個CADD儀器，像個腰際霹靂包。

是謂重大手術，尤其奕勝還只是十一歲孩童。

日常調整藥劑份量固然麻煩辛苦，奕勝父母更在意的是，為了避免汗液跟細菌感染，恐怕戶外活動盡皆要避免，特別是奕勝最愛的夏日游泳。（註）

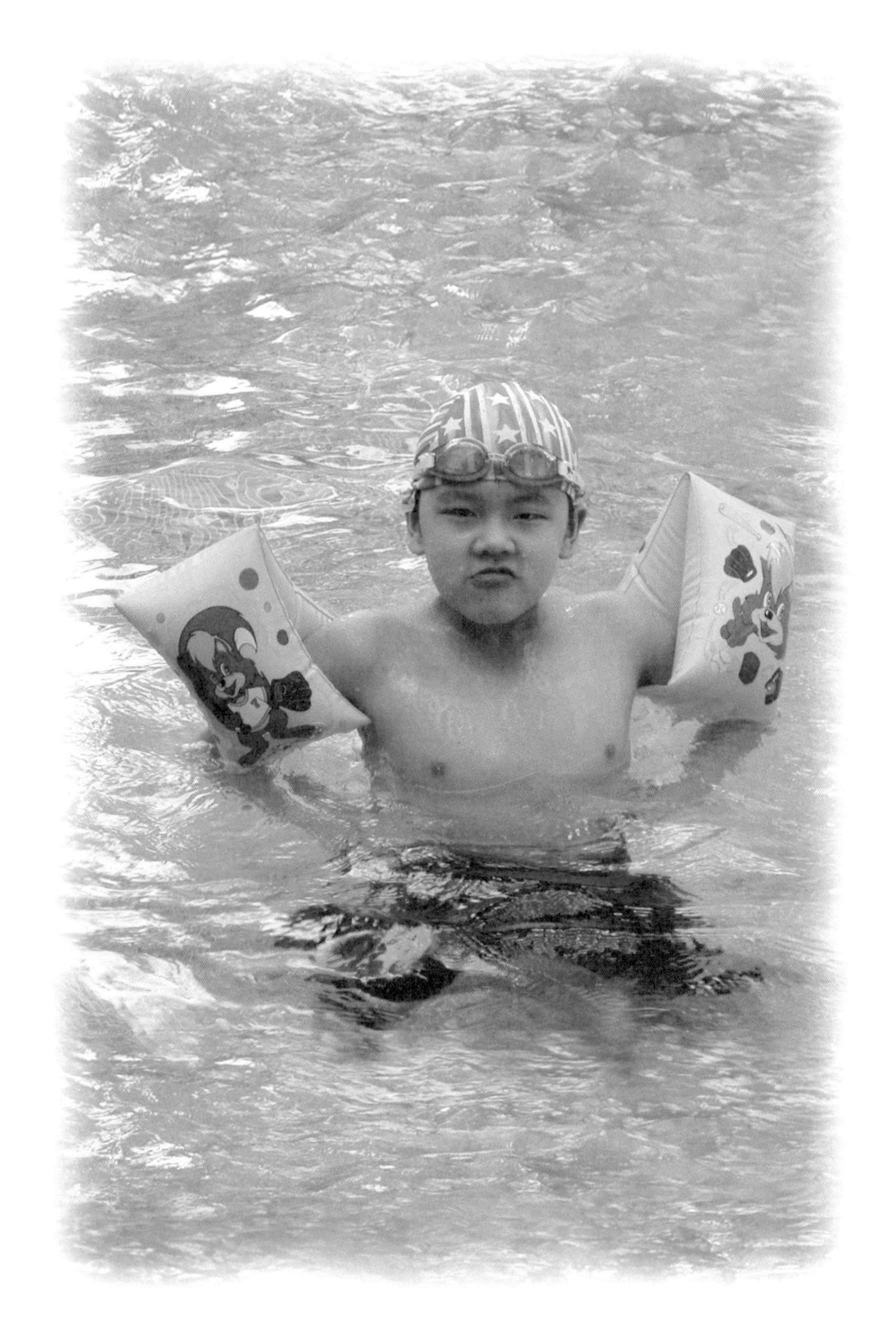

## 【跟戲水童年說再見】

跟游泳池道別
跟愛戲水的童年說再見
爸爸牽著奕勝的手 輕觸他微弱的脈搏。
很緩很慢，走過長榮桂冠五星飯店長廊，
希望他記住身心自在的每一幕風景，每一刻歡樂。
明天手術之後，孩子，你再也不能來這裡了⋯
游泳池到了。

套上泳帽、蛙鏡，雙臂戴上浮圈，表情活靈活現的奕勝挺起胸膛，在泳池裡擺出一副「水中蛟龍」氣勢，看來愜意極了。奕勝所言不虛，玩樂時他總卯足全力啊！妹妹一旁嬉戲也玩得不亦樂乎。

陽光閃爍，波光粼粼，笑聲不斷，孩子們氣色如此美好。
果然孩子適合戶外啊⋯爸媽心中滿是酸楚。

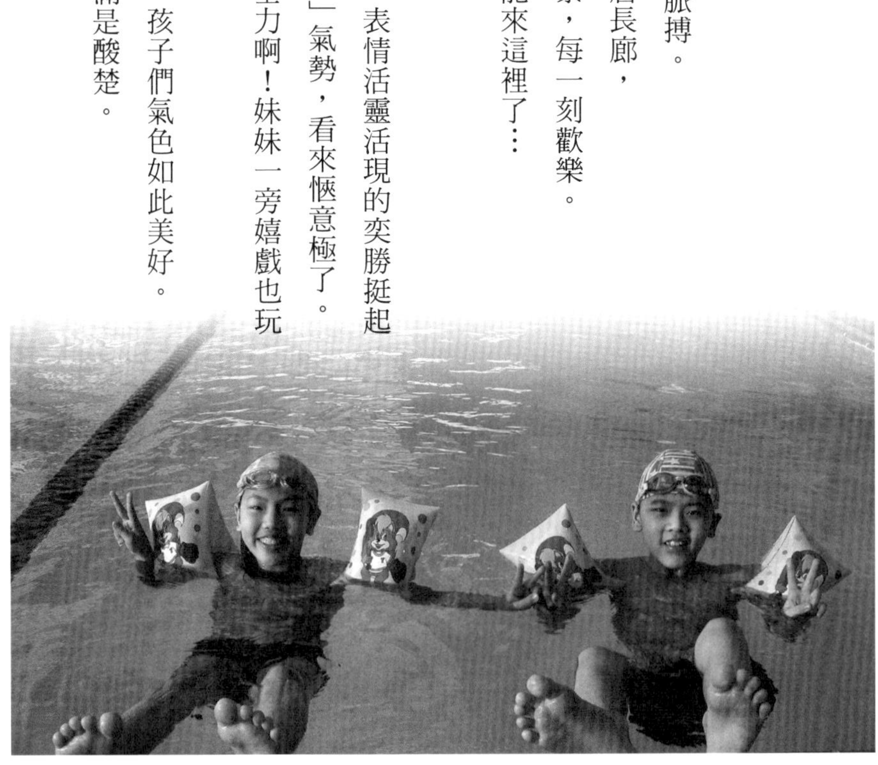

小叮噹口袋裡有種道具，登一下就把雲朵變成游泳池！那我們奕勝就可以不碰到水，悠遊自在雲端游泳了吧～

那天，在基隆五星級飯店長榮桂冠酒店游泳池畔，黃爸爸黃媽媽看著天上的雲，漫無邊際的胡亂想著，期許願成真～

夕陽西下，紅雲滿佈。

爸媽牽著兩個累壞的小傢伙，離開游泳池，不再回頭。

嘆一口氣，接受這是條沒有退路的罕病路。

**註：奕勝11歲起需全天候揹著的CADD儀器，供給目前證實為IPAH最有效的藥劑Flolan（前列腺環素類似物）。**

**惟處理方式極為細瑣麻煩，需注意傷口感染、卡匣鬆動或導管鬆脫等，因此藥物需恆溫保存，避免來自空氣或汗液感染，亦不能泡澡游泳，甚至連睡眠輾轉翻身等動作，皆可能導致血液感染嚴重問題直接送急診住院。**

**奕勝父母做事仔細，不畏泡藥複雜及過程麻煩。然奕勝只是孩子，除了無法正常進行戶外活動，連睡覺姿勢皆必得控制角度。實屬不易。**

## 同學，別來無恙？

### 【五年級揹CADD重回學校】

奕勝拍拍新襯衫，用力牽著媽媽的手，喉嚨有點緊，越靠近學校越近鄉情怯，四處張望心事游移，很不安。

二十四小時打藥幫浦CADD小盒子，側揹在腰間，像每位小朋友都有的書包。幾個星期前手術順利完成。乖巧的奕勝順從信賴熟悉醫護團隊，動刀在身上劃開、接人工血管、收線…只有在恢復室裡，麻醉未退時小小鬧彆扭，安撫之後，他便靜靜感受新藥的效果。

靜脈注入目前IPAH最有效的Flolan。新的活力能源其後汩汩注入心門。隨和，喜歡與人相處的奕勝逐漸想念起校園內一切。

〝我二年級離開學校…算算快三年了〞

〝班導曹老師，以前我一直膩在她身邊嘰嘰喳喳的，聽說生了個可愛的寶寶〞

〝熟識的朋友，都分班到哪裡去了呢？〞

〝現在身邊的，熟悉的只有問候卡上的名字，臉孔卻好陌生…〞

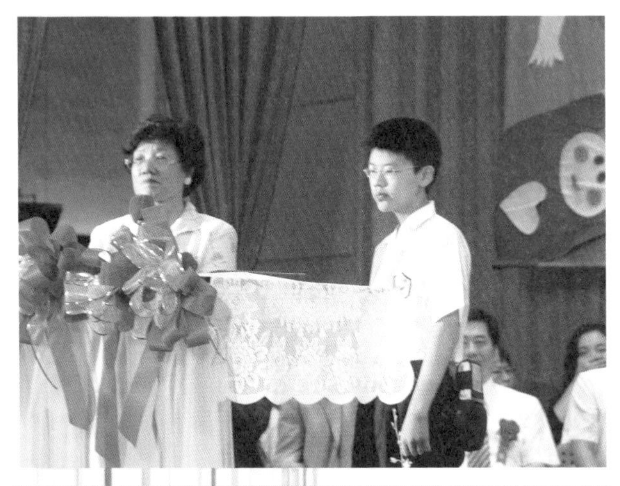

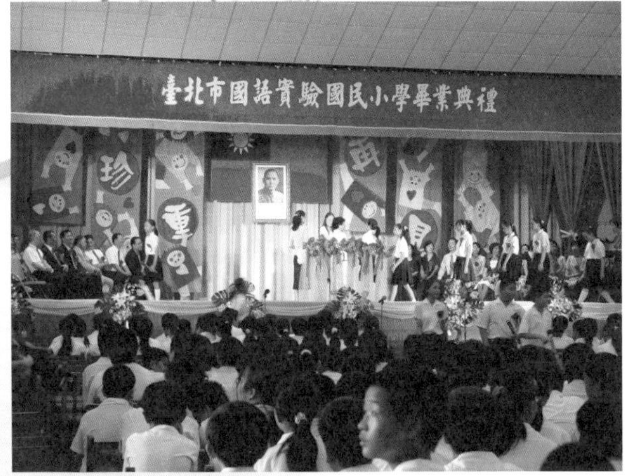
臺北市國語實驗國民小學畢業典禮

打鐘上課拉回奕勝思緒。要小考，老師笑笑溫和的對他說：不會沒關係。但陌生的符號一個一個飛起漂浮，圍繞在充滿問號的奕勝身旁。

下課，也突然不知該做什麼？

陪同的媽媽變成同學。

其餘同年紀同學好奇而溫暖，偶爾跑過身旁隨意問安。奕勝努力在腦海連連看，他手邊問候卡的臉孔與名字。

黑板上，不再是二年級的注音符號。

休息時間，不能流汗，他總是趴在欄杆邊痴痴望着操場。

突然從樓梯轉角，漸漸現出一張笑盈盈的臉⋯

「文傑！」

這位每週來家裡的兄弟，此時現身他的教室，像隔了一世紀之久欣喜重逢呢！

風悠悠吹起的午後，與文傑閒閒有一搭無一搭的聊著舊教室換上新地板，還說望著考卷發呆，一題也不會⋯體貼的文傑說，我也不會啊⋯

雖然奕勝喜歡群體生活，畢竟為他一人調整溫度濕度等條件無理，奕勝一點也不願影響其他同學活動進度。

揹着卸不下的炮藥幫浦，揹着爸媽了解他想親近同學的渴望，奕勝短暫地上了五年級學校課程三個星期。

時光短短不要緊，把學校老師同學的美好影像，靜靜複印在腦海裡，就好。

## 【小學畢業】

下次再見到學校老師同學，已是畢業典禮驪歌高唱，奕勝領了證書及「生命鬥士」獎。

評估報告附上奕勝家庭作業，裡面有他繪畫超級偶像－藍色的、紅色的機器貓小叮噹。

媽媽想起往昔刻在腦海中的對話：

「你是我最愛的機器人」

奕勝喘息艱困，難過地說：「才不是，機器人不會喘」

新藥伴隨慎重心願，媽媽亟盼奕勝別再喘不過氣來。

和師長同學在國語實小校園咔喳咔喳拍著照，有種整體圓滿、大夥和樂的溫馨氛圍，是奕勝最歡喜其中的幸福感。

爸爸眉宇開朗，媽媽笑意迎人，奕勝妹妹個子長得都比哥哥高了。

驪歌歇止，小學畢業。

學校同學啊～就像午後偶然翩舞而至的蝴蝶，不常見面，一瞥卻驚艷難忘！總在奕勝長時俯臥的床塌旁，揮呀飛散著磷粉，回憶中閃著微光。

## 人身難得，所以不放棄

有時會納悶，到底生命中，老天給的是禮物，還是錯誤。

也許答案不彰顯，也許過程才是答案，也許某一刻靈光一閃，才恍然大悟－老天是不給答案的！

端看你選擇走怎樣的路，就拾得怎樣的寶物。

## 【最初寶物】

在奕勝手遊歷史上，最悠久的是轉珠遊戲「神魔之塔」。容易上手，他一直一代代不斷更新，投身英靈時代，尋求木水火風暗的超級最強虛寶跟進化召喚師，這方面他可厲害囉！

唯獨有個角色，鎖在他心目中始終珍視的藏寶箱，一放就是四年多，不在乎改版容量或細瑣訕笑襲來，他兀自堅持保護，絕不刪除。

「理由是，角色超猛？有獨門秘笈？她很美厚？有你喜歡的女生特質？讓你想到某個特別的人？……」已經猜盡可能的選項，我詞窮。

「都不是啊～呵呵！只因為她是，我一登入首先跳出來的角色，我不會遺棄她的！就這樣」

《永生的依登》卡片上是個長髮可愛的女孩，至於屬性技能等級年代…全都是謎！

## 【此生人身難得】

只因偶然出現，從此願珍惜直至最終⋯世事無常，如此純粹意念，觸動過於複雜思考的人心。

沒有因為所以。

只是單純珍惜初衷。

罹罕病之後，奕勝念茲在茲的心思是，只想與所愛的家人，盡其所能，一塊兒生活。遇險數次，初衷從未更改。

堅定不移的意念，不知不覺間，造就連奕勝也預料不到的強大能量。

例如身體，是我此生第一次因緣。就算它天生衰弱，它殘破多疤，我仍不捨不願離棄。

又例如家人，是我睜開眼的第一次因緣。即使會吵架，會讓人哭泣，相處會辛苦，我就是珍愛不忍別離。

幾近佛經諭示「人身難得」

「得人身如爪上泥，失人身如大地土，人身難得今已得，佛法難聞今已聞」（註）

奕勝總笑說，自己背佛經不力，老是得過且過。
但認識他的人都說，何須念佛，他已用行動力拼命護持，展現「生而為人」的珍貴特質。
因人身智慧難得，故增進修為慈悲為懷。
因人身相處難得，故與人為善助人為樂。
因人身軀殼難得，故願珍惜正緣能量並盡己力修補，直至天命~
世道是，背誦佛諭者眾，己身力行者寡。
奕勝自己未必覺察，但他的善良勇氣，確已鼓舞身旁多數人，他是載負眾人願的小菩薩。
對正視現況的奕勝而言，生命中蹦跳出的禮物他欣然迎接，錯誤他也坦然面對。
他用苦難而微笑的生命教會我們－人身難得，可別輕易放棄。

註：出自《提謂經》及經典諭示

# 第三章【懵懂青春】

## 國中~高中接受肺臟移植前

## 【懵懂青春】國中~高中接受肺臟移植前

### 眼前救護車，傻眼常態

### 【打開青春期】

所謂青春期，亦稱青少年，泛指從兒童期過渡到成年人這段期間，自生理到心理均起了重大變化。

能跟奕勝一起成長的最麻吉夥伴，非劉文傑莫屬。

酷暑知了高亢嗓音逐漸沉寂，嬉鬧的小學生涯宣告結束。

文傑的國中書包日益沉重，每天照表操課補習讓溫良的他疲憊不堪。

然而文傑仍然在補習後固定排時間來找奕勝，已成為他生理時鐘的一部分。

對身體樣貌的好奇，自然發酵中

「喂~說說看，我們誰比較帥？」

「還用比喔！當然是我！」

「吼！怎麼可能…」

有互虧，也有互補。文傑分享他在外頭的見聞，彷若奕勝延伸的望遠鏡；奕勝交流他對電腦的見解，就像刺激文傑靈感的腦內啡。

有一次，苦惱的文傑帶來一串密碼。

「還是沒辦法進電腦去看啊～」

試過多次未果，當天草草收場。

幾天後，記性好電腦亦佳的奕勝竟然解碼成功！原來是個青澀的女孩心事筆記～

本來只是一塊兒打電動的小學生，開始聊起異性，用他們熟悉的動漫語言。

「我喜歡草莓百分百的西Ｘ司，活潑開朗，這樣才可愛…」

「喔噢！當然是文靜的東Ｘ綾可愛啊！你看女生的眼光不能相信喔～」

帶點不安羞怯，互相揶揄，這就是青少年，這就是朋友啊！

我們就一起摸索跌跌撞撞的青春吧。

常常聊到夜深，文傑就在奕勝床邊沉沉睡去。

**【瀕臨眼前救護車】**

那個拍電影般震懾的場景，至今仍讓文傑心悸不已。

新月下沉夜靜，萬物皆朦朧睡夢中。

先是房間鈴尖叫，一向體面的奕勝爸媽蓬頭揉眼衝進來，文傑慌張轉頭想問奕勝，只見奕勝臉色蒼白如紙，握拳緊繃，無法言語，插在鼻下的氧氣軟管沒有脫落啊～奕勝卻像吸不到空氣般大口大口喘氣…

沒想過救護車聲音逼近時如此尖銳心驚，窗戶上閃爍的紅燈如血液斷續崩堤！

除了小心翼翼護送奕勝，其他時段都像快轉的動作片——收拾細軟！叫醒妹妹！快點上車！

劃破夜空的救護車警鈴漸漸遠去，一切歸於寂靜…

文傑目睹奕勝的病情嚴重發作那一夜，他邊收拾書包漸漸回神，懂了之後開始害怕打哆嗦…

原來那就是瀕臨猝死的那一刻！

**【猝死高危險群】**

那種狀況，照罕見疾病文獻說法是—原發性肺動脈高壓具體發生原因目前還不知道詳細致病機轉，若不即時就醫，可對生命造成猝死的嚴重危險。

照顧奕勝十餘年，視病患如親人的台大胸腔外科主治醫師徐紹勛醫師解釋，在臨床醫學上，這就是IPAH重症極易遭逢的〃肺高壓危症〃（pulmonary crisis）病患經常無預警狀態下，右心室劇痛，只聽病人大叫一聲「好痛！」時間急迫，卻不見得送急診時來得及，往往到院前已無生命跡象，是相當致命的疾病，需加留意。

奕勝爸媽說法是「就是他心跳突然加速，直衝上150、160，而且遲遲無法下降到正常值，就像一直停留在跑完三千公尺之後的心跳」

**【戰鼓擂】**

奕勝自己，又是怎樣形容呢？

「瞬間，心臟突地就震一下，有別於以往的律動，然後忽然間，心跳就變得很快很快…醫師叔叔有說，猝死風險很高…」

戰鼓，咚一聲擂起，轉瞬間，千軍萬馬震耳欲聾殺聲隆隆，士兵猙獰嘴臉衝向對方，拿性命拼搏……

皺眉失神想著小小年紀的奕勝，要負擔生命險象環生，多麼心疼……竟突然聽到奕勝讚嘆不已的鼓掌，我一頭霧水。

「哇！阿姨你知道嗎？很多人問我這個問題，我今天答得最好欸！」

採訪時，總是在愁眉不展當下，被奕勝逗笑了。

就像徐醫師說的，奕勝豈止勇敢樂天，他是最懂得面對自己跟現況的孩子！

## 【闖大關的日常】

七天後，奕勝回到了家。

文傑推開房間門，奕勝正如火如荼進行與大魔王激烈纏鬥。

眼看著戰鬥小子被大魔王噴火燒燙到，咦，怎麼跌倒在地又跳起來，減少的生命血量又充飽了？

「讚！我拿到寶血了！」

小子戰鬥力百分之百，信心鬥志高昂，終於，大魔王身形搖晃，砰一聲不支倒地，灰塵揚起～

「耶！耶！又過關了！」奕勝大叫。

開心咧嘴望向文傑，一如往常比出ｏｋ手勢，又過了一關！一週前場景，彷若幻夢一場。

文傑奕勝相視而笑。

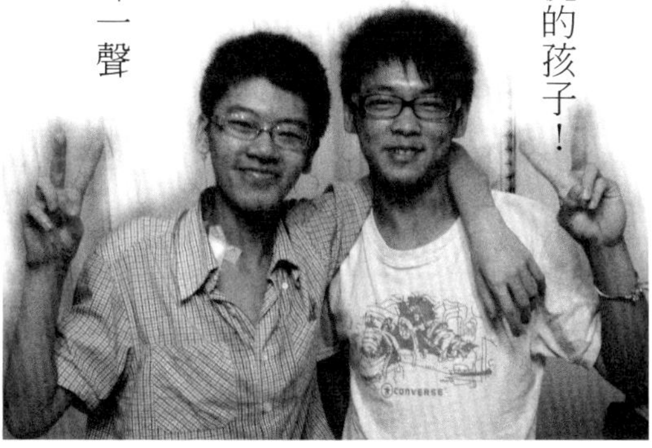

# 孤臣孽子 捍衛罕病路－與吳彥竹老師緣分

## 【ＩＰＡＨ病友大會成立】

### 讓我呼吸！讓我呼吸！

２００４年歲末寒冬，記者會上，一群疲憊的身影，有的戴上氧氣罩，有的揹負寸步不離的靜脈注藥器…不知情者還以為，難道是對抗空氣汙染嗎？

據料這是一場關於再平凡不過的呼吸權利抗爭——ＩＰＡＨ罕病病友成立大會暨記者會。旨在爭取病友們基本生存用藥權。

由於ＩＰＡＨ是百萬人中只有２～３人會得的罕見疾病，誰想得到，一口氣呼吸不順也會致命？與會人士一開頭都霧煞煞。

不管為數再少，生命該當應允珍貴。

原發性肺動脈高壓（簡稱ＩＰＡＨ）這種心肺與血管的病變，被列為隨時致命猝死的急重症，一刻也輕忽不得。

在這次記者會四個月前，健保局甫通過ＩＰＡＨ為罕見疾病，卻為德不卒，嚴格要求藥物事前審查，往往在確診～領到藥空窗期間，病友性命難保。

## 【病友會長親上火線】

創會會長吳彥竹（原名吳曉亮）老師當時已罹病七載，經常往返於醫院學校家庭之間，已顯力不從心。他仍拖著病體，勉力親上火線，達成重要指標。

在他住院期間，看過親密戰友因耽誤用藥救治不及。也看過家屬因健保無法給付而卻步不前。最多的狀況是，此病初期診斷不易，一旦確診，病情進展十分快速！往往家屬仍處於驚慌之際，病患已是危急。

甚幸的是，罕病基金會在陸續育成數個病友團體後，有計畫地將年度的重心放在此罕病病類上。也與吳老師經歷數次的籌備討論，雙方積極努力之下，終於在當天正式成立「台灣原發性肺動脈高壓病友聯誼會」。

最大目的是集結弱勢的小火柴　發揮溫暖與熱力。（註）

而會長吳老師則將近期目標放在呼籲健保單位應該多信任醫師專業，取消用藥物事前審查。遠程期待則是幫助更多病友在用藥申請、病情諮詢以及提供新醫學訊息，讓病友們少走一些冤枉路，多一些互助與交流。

站上媒體就是希望今後，政府及社會大眾都能正視ＩＰＡＨ患者的治療與生存需求。

這場戰役，黃爸爸與奕勝皆光榮參與，雖然大家都折騰累壞了。

關注ＩＰＡＨ的主治醫生其實也膽戰心驚。

由於ＩＰＡＨ，造成心肺功能障礙，病友們其實不容做如此激動耗氧活動。尤其在公共場所，汗液及空氣盡皆是感染的高風險因子，嚴格來說，他們其實進行的是猝死的大冒險啊～

會後，所有人都沉默了。

## 【初識】

猶記２００２年奕勝確診時，黃爸爸一如無頭蒼蠅，透過罕見疾病基金會，懇求與其他ＩＰＡＨ患者見面。吳老師帶病前往。

《帶著逐漸萎縮、退化的軀體，面對生命中病痛帶來的課題及思考》赴會。（註）

初次見面，請多指教。

〝家小〞與〝榮譽心〞成為兩位男子漢惺惺相惜的話題。

## 【相濡以沫】

吳老師擔任景美女中生活科技教師。教學嚴謹而熱忱，並擁有多項如英文、數學、資訊、美工、板金…教學證書，授課如虎添翼。

本著不放棄精神，以精實研究報告為底蘊，不斷提出教案甄選及設備更新，讓學生獲益良多。於民國八十六年榮獲教學優良獎，實至名歸。

同時傳來喜獲麟兒佳訊。正為雙喜臨門而雀躍不已時，未料是暴風雨前奏。隔年，吳老師確診為原發性肺動脈高壓罕見疾病。

而奕勝確診之前，是黃爸爸意興正風風火火時。從出生地台中轉戰台北，依然做的有聲有色，戰鬥力百分百！

他接任黑白掃描分色廠營業代表，認真經營客群與朋友人脈，經常披星戴月奔波街頭洽公。未曾動用過往中南部良好公關，即已成為頗具規模的分色廠。

下一步壯志，計畫遠赴歐洲引進台灣首部最先進印刷分色機器設備。

家庭更是令黃爸爸驕傲得志。嬌妻既有專長且宜室宜家，育有一子一女，家庭和樂，年紀輕輕達成五子登科，令人稱羨。

功成名就，事業家庭兩得意時，奕勝確診為ＩＰＡＨ。

黃爸爸回憶：「結婚前，朋友情義是我的重心；婚後，事業飛黃騰達是我一心追求壯志。直到奕勝生病，才想通了以家庭為重。

原來，以前是家裡讓我放心，才能出去闖天下。現在實在是放不下來啊～」

吳老師懂得。他最大遺憾是，氣力虛弱無法盡情陪幼子玩耍成長，舉不起幼兒頂在肩上玩一般爸爸的「坐飛機」、「飛高高」遊戲…

同樣在職場發光發熱，也一樣對家人內疚。

兩位自責的好爸爸，相濡以沫。

## 【孤臣孽子】

更早在2000年，對IPAH來說是更糟的年代，吳老師孤軍奮戰罕見疾病。

一張黑白照片，見者無不震懾。

病床床單幾乎佔滿整張照片！只見吳彥竹老師從床單下探出個頭。滿滿的，堪比臉孔尺寸、斗大的粗體行楷字貼滿床單

“健保局官員老爺們”（第一行）

“救命呀！窮老師急須”（第二行）

“給付ＰＧＩ２來救命”（第三行）

“ ”（空白第四行）

“原發性肺動脈高壓”（第五行）

“患者 吳曉亮”（末行）

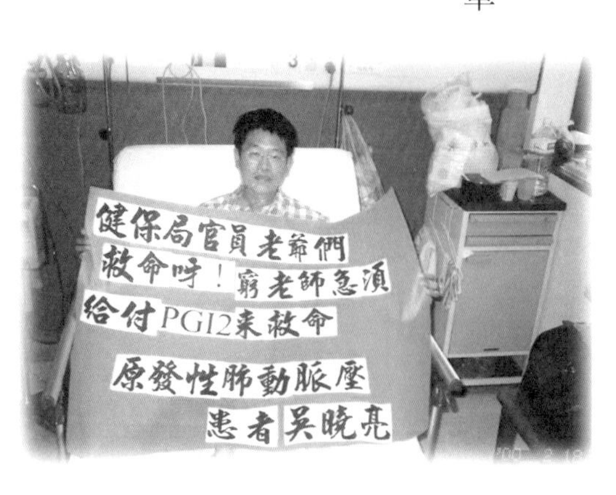

## 【捍衛罕病路】

那是台灣ＩＰＡＨ篳路藍縷時代。當時藥物自費昂貴，每月動輒十餘萬元，病患負荷沉重。關鍵一擊是此症全然不可逆，毫無治癒希望。

當患者病情惡化，唯一倖存之路是無從選擇題，單只肺臟移植一途。否則，存活不過三年。若夠幸運等到合適肺臟，還得終身服用抗排斥藥物，五年存活率亦只有五成。

左右為難之際，聽聞美國已有新型控制藥物ＰＧＩ２。對於陷入絕望深谷的吳老師，著實振奮。

積極向上的個性，促使他各方打聽：他向台大胸腔外科權威李元麒教授詢問國際醫療資訊，他跟護理長詳談醫藥界可能性，洽問移植手術專業徐醫師目前醫療現況…滿懷熱切的心，聽畢，被澆下一盆冷水。

沒錯，這是目前為止證實對ＩＰＡＨ最有效的藥物，但依台灣現況，只能自費適用於發病與肺臟移植之間橋樑藥物。

令人費解，病情已屬艱辛，何辜連病患用藥權都剝奪？

吳老師於是將電腦、列表機、紙張，請同事跟老婆幫忙，大費周章搬至病房，連結軟體，氣喘吁吁靠在病榻邊，完成這驚天地泣鬼神的「人體床單陳情海報」！

周旋、上書、架網⋯⋯一試不成，就三番五轉再闖再試，擇善固執的心，猶如他在校時傳遞知識的熱切！

天助自助者，加乘罕見疾病基金會大力奔走，藥物方案延宕多年，總算通過。之後的病友，像是奕勝亦蒙其益，得以此類藥物控制病情長達八年以上。

爸爸總心存感念說：「這ＩＰＡＨ救命藥物ＰＧＩ２（Ｆｌｏｌａｎ），是創會會長吳老師用生命衝撞體制換來的～」

**【繼往】**

黃爸爸的細心與實在看在吳老師眼裡，當上會長是情理之內。意料之外的是，吳老師病情走勢惡化衝擊迅速。

縱然一直覺得自己不夠資格，謙虛的黃爸爸仍在吳老師聲聲督促下，戰戰兢兢接下病友會會長一職。

２００８年９月，了然自身已日薄西山，文筆極佳的吳老師，費盡氣力歪歪扭扭寫下「致兄弟情義」詞：

**悲歡離合我先行　　兄弟情義永相挺**
**願諸兄弟皆安康　　來生有緣續此情**

豁達誠懇動人，一如他風骨。

幾天後，吳老師留下摯愛的家人與不捨的師生親友，長辭。

IPAH革命尚未成功，未酬重任交付會長黃爸爸。

**【開 來】**

不敢懈怠，黃爸爸秉持初衷一頭栽入會務。

這才發現，過去篳路藍縷，如今也還是荊棘遍佈，待開發區廣袤。

他認真經營吳老師架設的醫療網站，細心答覆目前藥物發展、申請注意事項，建立醫師及病友的聯絡網路等等。樣樣事必躬親。

特別會注意到，病友或家屬意志消沉時，他便以親身經歷親切給予鼓勵打氣。更致力於集結北中南部病友互相交流管道。

對待病友，黃爸爸就像對待親人一樣毫無保留奔走詳告。

老病友總愛對新加入的病友介紹他是「又帥又細心的大哥會長」

所謂領導，不是獨攬，是引領一代獨特風氣。

在黃爸爸帶引之下，病友聯誼會網站，不僅僅是醫療醫藥知識性質，病友們更像一家人般，自然分享如季節、日常食物小叮嚀，身體微妙變化症狀…等，甚至調侃自己，啊～生一款嘸人熟識的病。

王姓病友描述：等待檢查時戴著口罩，有位阿伯嚇壞坐好遠，告知病名後更驚嚇，以為是會傳染的肺病…我沒好氣的說，我看的是心臟科啦！

底下留言：叫他醫師出來啦！沒常識，連這病都不知道喔~（笑臉）

看留言時間已是大半夜了，病友無眠孤寂的夜裡，溫馨幽默緩解了他們心裡莫名的痛。這是黃爸爸與大夥兒想耕耘的園地

## 【與先烈並肩作戰】

吳老師仙逝，原發性肺動脈高壓仍有諸多疑義待解。包括核發藥物仍需審閱等待期，部分藥物依然是自費的孤兒藥，以及申請重大傷病卡標準不一…等等

健保局不理解ＩＰＡＨ複雜性，不清楚單方無法全面控制病情，目前病友們幾乎皆依賴多重藥物。健保局甚至一度有意僅補助單藥，欲取消複合式藥物補助。黃爸爸以奕勝為例，寫了封文情並茂，鞭辟入裡的陳情書提交：

## 陳情信

本人為台灣原發性肺動脈高壓－ＩＰＡＨ病友聯誼會會長。因家中孩子罹患ＩＰＡＨ所以對於疾病及用藥是完全用「身體力行」去了解。ＩＰＡＨ病發機率為百萬分之一，病因不明。

小兒奕勝目前十七歲…八歲時發病後連一公尺的路都無法獨立行走，小三之後就沒有再上過學，去哪裡幾乎都是由我這個做父親的背著，由家人協助所有行動…

直到申請口服藥物Bosentan通過，在服用藥物後雖然無法像從前一樣跑跳，至少恢復部分的生活自理能力。之後隨著病情每況愈下，只好選擇在奕勝心臟上方開了給藥切口，用靜脈注射的方式注入Flolan。不但無法洗澡，也不能待在溫度太高的地方，更要隨時維持無菌狀態，以免汗水造成傷口感染…

目前發病九年了，不僅僅使用此兩種藥物，為了延緩他的生命，又加了威而鋼合併使用。礙於健保不給付威而鋼只能咬牙負擔，每月要花一萬元購買此藥。雖然沉重為了孩子我選擇承受。

這三種藥對意義上來說都是救命的必須用藥。身為聯誼會會長發現許多病友皆合併使用兩種藥物甚至跟我的孩子一樣合併三種。

聽聞近期政策改變將對於合併用藥有所限制。病友們紛紛擔心了起來，害怕自己是不是真的沒辦法再使用藥物了，那生存的權益在哪裡呢？

我想沒有人願意無止境的吃藥打藥，只為了浪費醫療資源…

可否請健保當局能顧及病友的權益，不要因為我們是少數中的少數就放棄我們。我們很努力的想活，一個決定一個政策，足以影響我們的生命，還請審慎考慮我們的合併用藥問題，以維護身為一個人的基本生命安全以及生活品質。

家長 **黃文照** 敬上

書信上呈，主管單位不再堅持己見。

也許是陳情書懇切發揮效用，或是健保單位另有考量，但黃爸爸真心相信，是先烈吳老師在上天與他並肩奮鬥

註：感謝參考資料來源
＊書籍「罕病練功路－十年生死筆記」（吳彥竹著）
＊罕見疾病基金會新聞
＊2004年聯合報報導

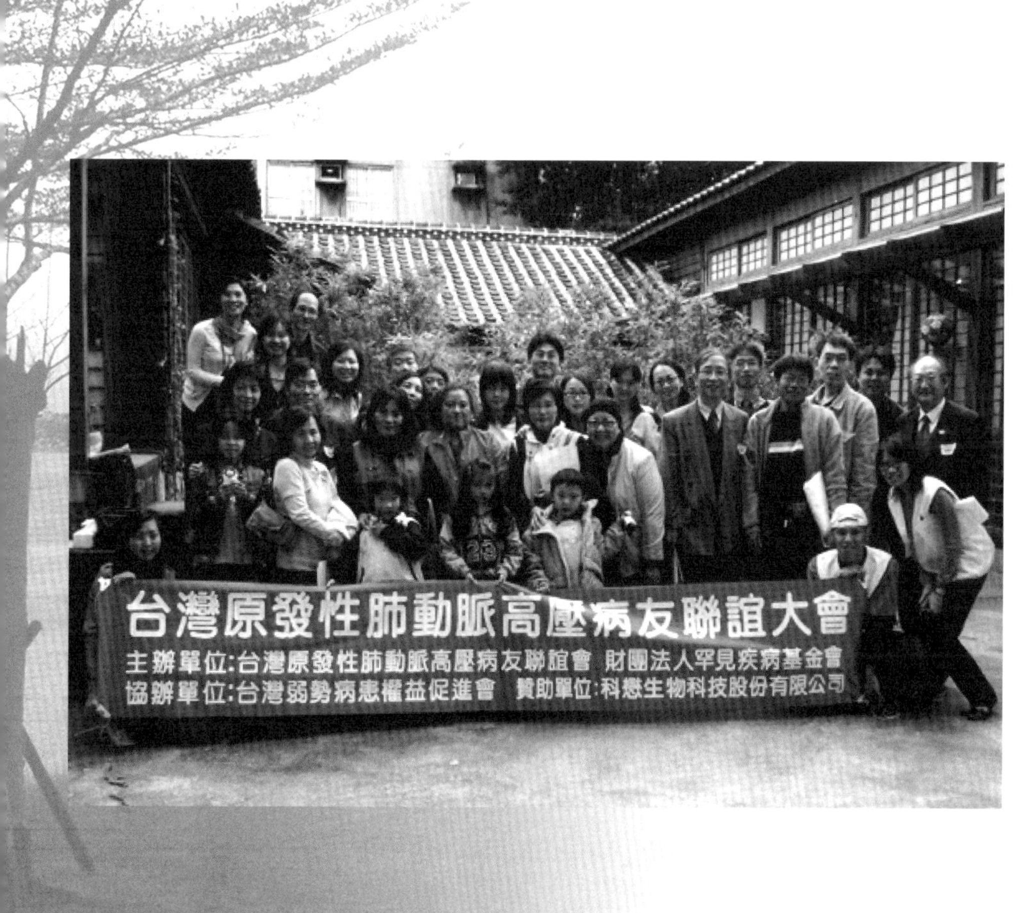
台灣原發性肺動脈高壓病友聯誼大會
主辦單位:台灣原發性肺動脈高壓病友聯誼會 財團法人罕見疾病基金會
協辦單位:台灣弱勢病患權益促進會 贊助單位:科懋生物科技股份有限公司

## 喜聽悅音的耳朵－苦中樂秘笈

也許因為心肺有障礙，奕勝的耳朵特別靈敏柔軟，透過心的詮釋，他總聽見悅音。

**【廣播訪問】**

奕勝有次與視障歌手蕭煌奇同台，一起當嘉賓接受廣播電台「角落欣世界」訪問，他一點也不怯場，表現不卑不亢，好極了。

當主持人楊玉欣問他，突破自我的最大難關時刻？他侃侃談起自己的身體狀況，使他自小三起在家自學，只有一位摯友常來陪他，沒有學校同學，讓他對交友一度沒信心。直到鼓起勇氣，在網路上首次對陌生人怯生生提出邀請，回應頗為順利。自此悠遊網路世界，交朋友再也不成問題。是他突破的關鍵點。

最可圈可點的是問及：「對於有身體病痛或障礙的朋友，會說什麼話？」奕勝回答：「我想，天生我材必有用吧！在現在這個網路發達、多彩多姿的世界裡，一定有你能發光發熱的地方。」

講得連旁邊嘉賓蕭煌奇都點頭叫好呢。

**【翻轉結論】**

節目尾聲，請奕勝錄個結論時，瞬間他語氣變了！

「今天聽到蕭煌奇唱歌欸！他唱現場，每一首都好－好－聽喔～」

眼睛發亮，一臉興奮，當場變成可愛的小粉絲！

一旁，工作人員有點愣住，本以為奕勝會針對方才的"孤獨和弦"主題做出回應的說：然後，表情也明顯扭轉了。

噗哧！可愛吶～

也許這就是奕勝火裡來水裡去，依然淘不走他樂觀本質的江湖秘訣之一。

真性情，讓他焦距在善與美的樂趣，聽見人與人之間，真誠幸福的那首樂章。

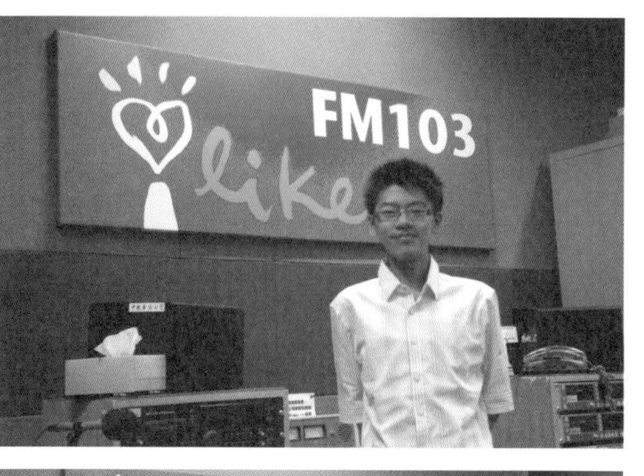


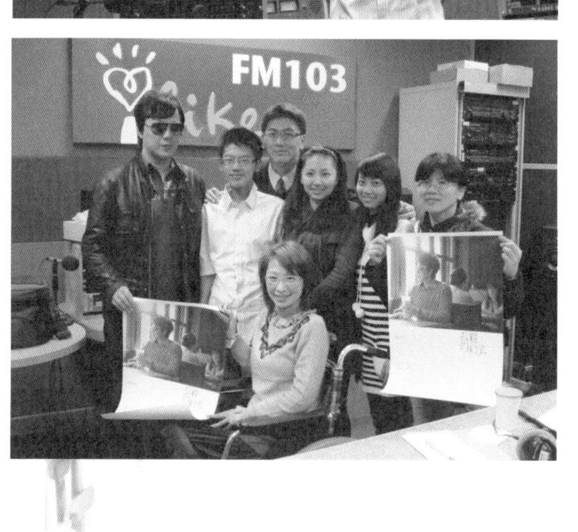


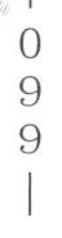

## 當胖拔胖麻打氣筒

### 【從無意外的父母？】

爸爸是無所不能的加油站。

媽媽是無所不在的安慰劑。

奕勝小二剛確診時，爸爸打聽到台中有位氣功師父，據說治怪病靈驗無比。每週，都會載全家人往返台中給師父氣功治療。

那時行動電源充電尚不普及，也不知爸爸從三教九流哪條人脈著手，硬是讓後座的奕勝吸入劑加熱設備不成問題，一路上都能好好吸入蒸氣。

不上學後，奕勝習慣一睜眼就看到媽媽。妹妹要上課，爸爸要上班，好加在家裡或病房內總有媽媽身影。

當護理師又來通知他要做聽不懂的檢查，當靜脈注射下來皺眉欲嚎啕那一刻，總有雙溫柔的手緊緊抱著奕勝所有的害怕跟虛妄的陰影。

就算奕勝夜裡急症發作，一按床邊的電鈴，爸媽都會第一時間衝刺趕到，照著就醫標準程序八九不離十，迅速上救護車赴急診，通常奕勝還來不及慌張，他們就以安心笑臉出現他面前了。從無意外。

## 【父子同時住院】

奕勝國三那年，意外發生了。

也許正逢農曆過年前後，行程忙碌緊湊，也許奕勝體重已增加，不如小時候輕盈。這天，奕勝因感染就醫住院，爸爸抱著奕勝穩妥放上病床時，下腹一陣劇痛難當⋯

黃爸爸累壞，舊疾復發，硬漢也需緊急住院了。

川流不息的本院，怎麼也喬不出爸爸病床，而且再猶豫，恐怕連公館院區病床都要沒機會了。不得已，奕勝住台大醫院本院，爸爸住台大醫院公館院區。汽車、摩托車皆無法騎駕的媽媽，成了不停奔波的忙碌蜜蜂。

媽媽原本寸步不離奕勝，瞬間變成蠟燭兩頭燒。小小的個子，在醫院樓層間疾步奔馳，既掛心奕勝，又忙著幫急性發作的爸爸辦手續，好像連眼淚都忘記怎麼流。

## 【換我，當胖拔胖麻打氣筒】

奕勝醒來看不到媽媽，迷糊的意識一時不太適應。但多年來爸媽從不逃避、盡可能陪伴、以他為主的行程，讓奕勝安全感萌芽並隨著年紀日益長大充足。

他不像小時候一不見媽媽就癟嘴想掉淚。他心定慢慢的掐指算著，從這裡下樓，走到車站，再搭車去公館院區，如果有塞車再回到這兒要多久？

空蕩病房，不像以往想要什麼喊聲就有人忙不迭趕來，累時也互相有替手雖然親友抽空會現身幫忙。

但忽然要去洗手間時，總會想到攙扶抱他的爸爸。有時護理師來交代事項，他就會腦海連結到直點頭努力記住的媽媽⋯

突然就一人空檔縫隙，猛然覺得，原來生活不是小事，而是所有的日常小事加總。

固然他生病辛苦，陪著在旁照料的父母，恐怕不會比他這個病患來的輕鬆。

原來無所不能也會病倒。

原來無所不在也會缺席。

原來以為理所當然的陪伴呵護，並非本當如此簡易，只是他們排除萬難。

牽掛的心情、家人無私的愛、甚至連想要照顧弱勢的同理心，在那段心疼爸爸不再強權，媽媽變得分身乏術的日子裡，都懂了。

「那時，胖拔跟我同時住院，我們胖痲，本院公館兩邊跑好~累~喔」

他口中的胖爸胖媽一點也不胖，事實是，奕勝肋骨嶙峋可見，是他明顯過瘦。

憶及辛苦的過往，應該是泫然欲泣，奕勝又在訪問的凝滯氣氛中，即興插播趣味橋段。

等到爸爸後來恢復健康時，奕勝更成熟了。

他其實想跟爸媽說：不要怕，現在我揹起這ＣＡＤＤ像個能量補給機，已經有力氣多了。

以後，換我當你們的打氣筒！

# 媽媽是水做的

## 【眼 淚】

媽媽的眼淚，像地球上佔了百分之七十的水份。

與初生嬰兒四目相對時，流的是小溪灌溉到田裡，期待的喜悅；

看著病症中不斷送急診室的孩子，是山區暴雨侵襲後引動難止的土石流；

有時，是埋藏在地底下的鐘乳石洞穴，從地表上看不出，但千年萬年滴水不歇，思念將石筍石柱連成一直線，通往牽掛的地心。

## 【啜 泣】

這天午後，在罕見疾病基金會的心理諮商室，雅惠媽媽無聲啜泣。

思緒好紊亂，理不清。

孩子的臉在夢中斷斷續續，呼吸困難…清晰問媽媽我什麼時候回家…怎麼一直在醫院…電梯裡跟奕勝同齡的孩子長好高了…奕勝抱在懷裡好輕…孩子走的這條路好辛苦…看不到希望的一條泥濘路…時而悔恨…時而想一了百了…他如此依賴媽媽啊…

腦子裡無數想法，樁樁像浸泡在水中，模模糊糊，咕嚕咕嚕泛起水泡…人同此心。

罕病心理衛生專員就這麼靜靜地陪雅惠媽媽。

靠窗邊西曬草花小盆栽影子從露出端倪到偏斜，雅惠媽媽淚水稍息。

抬頭，了解他們家事的罕病心理衛生專員ＭＥＧ，也正以關注的眼神看顧她。

## 【心上大石】

良久，雅惠媽媽終於開口，但說的不是心上的奕勝，是最近她去看了胸腔科，內分泌科，新陳代謝科，做了心電圖，心律不整檢查等等…每科醫生都說正常沒有問題。

但是，明明胸悶心痛，心臟這邊，像壓著一顆大石頭…

醫生建議她看精神科。

原來，長期擔心憂鬱，積累無處不在，在腸胃在血液在頭腦…終歸，一顆無形大石壅塞在總司令心臟端。

雅惠媽媽開始吃對付憂鬱症藥物，展開她的長期抗戰。

想哭時用力牽著爸爸的手，到奕勝看不到的地方放聲痛哭。會胸悶，就時不時與諮商師聊聊。焦躁流淚無語自責忿忿不平不甘願…儘管釋出無妨。

面對一場難打的仗，就找一個放心的出口吧！—與關愛的人一起。

## 【以愛共托】

「媽媽的心，沒有放下的一天啊～」

同是家有罕見疾病兒的基金會創辦人陳姐感慨。

陳姐每天有接收不完的公事訊息，消化不完的各界邀約，以及督促不完的自我要求…她日理萬機，感性時知道要面對放過自己，理性時想過要提告求公平…思念卻總在時光似箭縫間，不提防就擠了進來。

「能怎麼辦呢？方法用煎的、煮的、炸的、熬的…都行，我們一起，把日子好好過下去吧！」

如果有一天，你看到一位媽媽若有所思，悵然獨行，請毋須同情，因為她其實了解自己的使命與無奈。請讓她的眼淚好好的流向思念的彼方。

可以拍拍她，抱抱她，或者像陳姐說的：

「有時候，陪伴就好」

## 【後敘】

邊照顧邊惦記著奕勝病情，焦慮的雅惠媽媽從民國九十九年伊始，經歷近百次罕見疾病基金會心理輔導及諮商，這幾年在雙方及親友共同努力之下，症狀逐漸減緩。

其實不難發現，罕病病友身邊，有許多深愛著他們的人，都掖著不為人知的悲與痛，藏太久藏太深時，常凝成巨大的石頭，壓傷自己。

石頭會不會崩解？端看罕病的宇宙之謎何時解開，決定權在上天。

但人有種力量叫柔軟。

尤其是，當眾愛之手伸出，集結專業，共同托住心上大石時。

往往集氣成就一種叫做溫柔而堅定的超能力，平安擺渡傷心人。

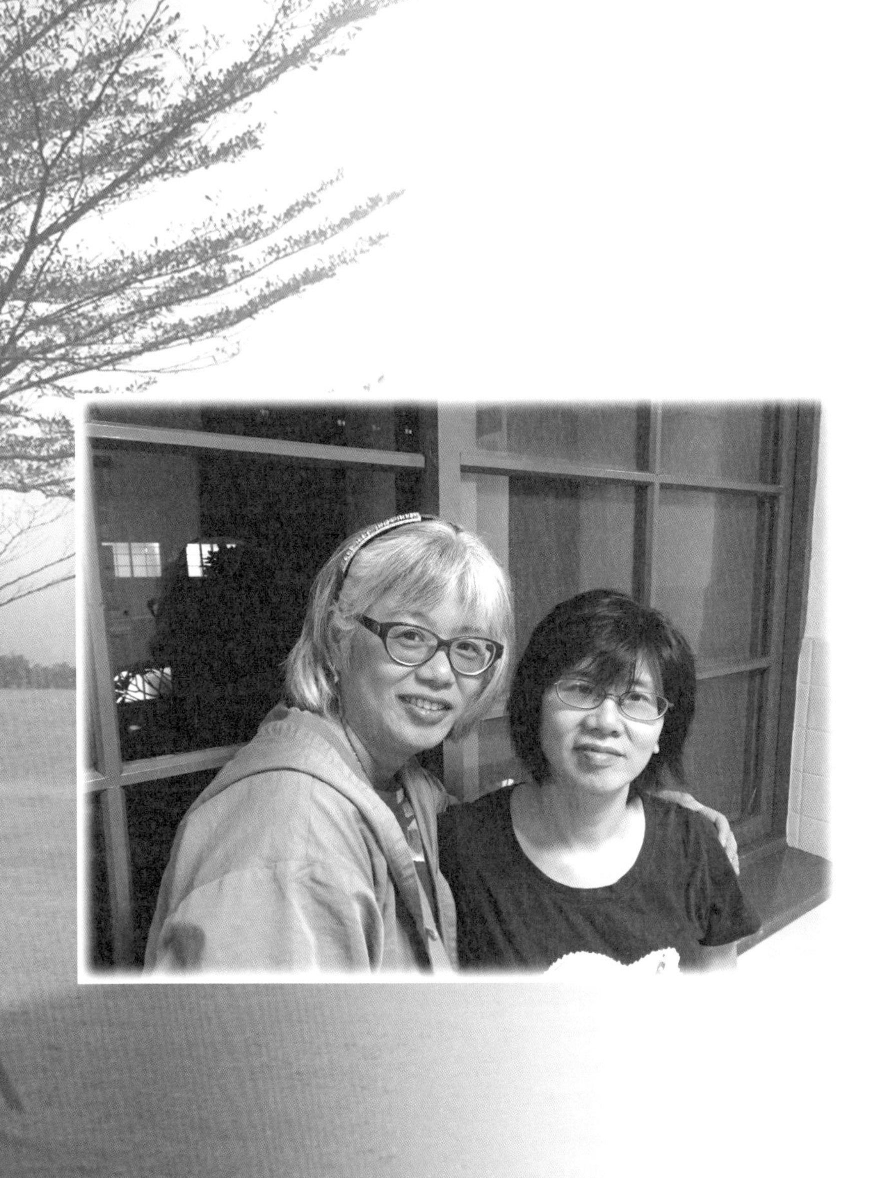

## 你說不幸，我轉幸好─苦中樂秘笈

常聽人說：「山不轉，路轉；路不轉，人轉；人不轉，念轉！念轉心就轉！」道理明，實踐難。

奕勝在這方面，著實蠻令人驚訝的。

他就是一個公認的「苦中得樂」「苦中作樂」代表人物。

總是找得到茫茫苦海中，那足以分隔沉痛海的一線知命樂天。

**【誰在教誰？】**

對長輩而言，聽到奕勝確診時間八歲，又是無法治癒的罕見疾病，第一時間無比震驚，直搖頭，而後心想：「真是不幸～」

疾病不可逆，心念可逆。

誰說不幸？奕勝會說「是幸好」

我仔細觀察奕勝的神情，沒有強顏歡笑，沒有假裝自己不在意，回憶的眼神沒有閃避勉強…他真覺得大人眼中的不幸，是幸好！

恕我無禮，是說經常要往醫院跑，三番兩次送急診，吸不到空氣，跨不過廁所矮階梯的日子是幸好嗎？

「幸好發生在小時候」這是他分析的第一個幸好。

他跟所有孩子一樣，童年愛玩、不想憂慮太多。

家長當然不致跟發病的八歲孩子明說嚴重性，甚至當醫師欲指出值得憂心的病灶時，爸媽都會請醫護人員病房外面再仔細說分明。

「所以感謝爸媽，我從不覺得是重症啊～只要像他們說的，乖乖吃藥，好好聽醫師叔叔、護理師阿姨的話，身體就會好。

偶而會有各種檢查，就像功課也要檢查，學校也有考試才會知道有沒有認真做好嘛！」

雖然常因學校跟家庭功課被罰站不悅，看來爸爸要求的上進跟紀律教育，烙印在奕勝心裡。

並且，奕勝說，就算一路從南部到北部醫院環島檢查，他諸多愛玩的電動玩具可以一直在手，樂趣無窮……

喔耶！無憂無慮，又可以一直玩，可不是所有孩童的願望嗎？

奕勝的確說過，小時候唯一讓他主動勉力而為的，只有玩遊戲。

竟聽得我目瞪口呆，無言反駁。

「僅僅一點會懊惱啦，檢查等待一整天，電玩常常失去電力……」

我漸漸懂奕勝的邏輯了。

關於人之常情，像是不如意需要出口抱怨，不妨只放在我的力量足以改變的，小小牢騷。

關於明天，既然想亦無用，就不如好好度過今天，感謝昨天吧！

## 【再談幸好】

第二個幸好，是在妹妹昱綺要考高中，加上摯友文傑準備要考大學期間，日漸成形。

「幸好，我不用考聯考~」

昱綺是認份苦讀型，總是在燈下拼到半夜一兩點。文傑是溫厚符合期待型，補習再累也接受，經常來找奕勝時已呵欠連連。

奕勝都看在眼裡。於是，不用考聯考成為奕勝口中第二個幸好。

其實是客氣了。

說自己是爪耙子愛哭鬼那個小學二年級，奕勝上下學期都領取成績斐然獎狀。

因病在家自學，爸爸也沒放鬆教育，每天都有規定閱讀或抄寫的書籍。有佛經、生命、宗教…等必修課，也有心理健康、神秘學…等奕勝偏愛的選修課。當真的課，得報告心得檢查進度的。

加上親切的特殊教育韓老師，每週會上國文、數學必修及奕勝喜歡的美術、電腦選修課…等等。

還得添灑進他對電腦的喜好、日夜練功，以及無止境的好奇心加好勝心魔法粉，所燃起的化學作用。

所變幻呈顯的學習效果，無法置信。

他可以教導妹妹國中數學，雖然他學校只上到小學二年級。他可以幫忙做生意的舅媽打電腦帳務報表，雖然休學時根本還沒有上過電腦課。他可以輕易打出一篇文章，文情並茂。雖然當年學校只教完注音符號，連完整的國字都還沒教齊整我說他拼一拼去考絕無問題，他說不不不，像是背的科目始終沒有辦法。所以幸好不用考聯考。

看到身邊的莘莘學子，不管是天才或苦讀，優異或慘烈成績，都得長期輾轉反側難度聯考這不情願關卡。

以奕勝意志力，怎會熬不過？應是對煎熬的辛苦人感同身受，悲天憫人的同理心吧！我真的這麼以為。

## 【獨有的幸好】

當然還有個重要的幸好，是不必掛慮經濟。

因為青年失去雙親的黃爸爸，早在出生時幫兩位小朋友買好醫療險及實支實付保險。奕勝首次IPAH住院即花費一百多萬，費用出乎意料之外高昂，幸好有保險未雨綢繆，得以分擔風險，讓爸媽不致在病情困擾不已時仍需操心金錢。這也種下黃爸爸日後轉業契機因為保險解除大半罕病的財務危機，加上工作態度認真辛勤的一家子，累積並規劃財富，才使日常家計不致因罕病進程負擔過重。

也許是顧及其他病友經濟情況不一，這個幸好，奕勝不多談。

「是否還有，幸好你的家族都這麼挺你，支持你？走不動時抱你揹你？一起吃飯時讓你先過濾食物？可以玩樂時作夥瘋，該休息時不打攪你？」我問。

奕勝常說自己不會形容，說話憨慢，我倒覺得他言簡意賅，邏輯清楚。

他露出意味深長的微笑，說

「那不是幸好，是感謝。」

他常勉勵ＩＰＡＨ病友，這是我的〝幸好〞，你一定會找出〝自己獨有的幸好〞

這個「念轉心就轉」的故事不是歷史，它還在奕勝暖心樂觀的愛當中，持續進行與分享。

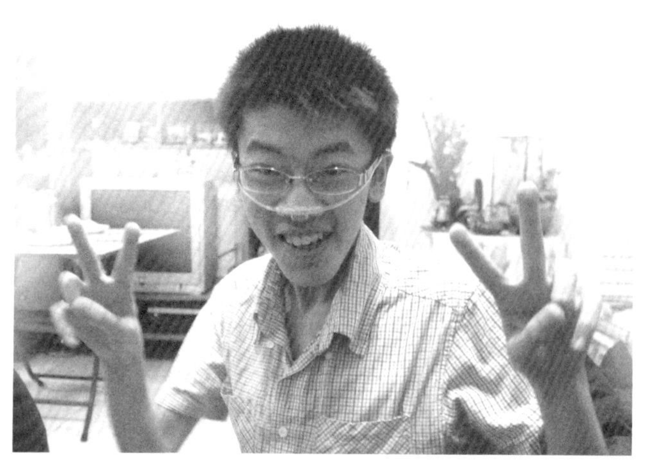

# 源頭活水，來自家族——苦中樂秘笈

## 【使眼色】

唉呀~數學又考砸了⋯

妹妹昱綺揹了大書包，看放學這個夕陽餘暉真是淒淒慘慘戚戚。

早上小考科目太多，昨晚已看到半夜一點多，還是讀不完。腦袋一片混沌，公式記不清、算不來。這成績，肯定老爸那關過不了。

回家開門先不找爸媽，先覷哥哥⋯啊！糟了在客廳⋯

ㄆㄙ！ㄆㄙ！快點，哥哥看過來阿~

別看電視，注意我使眼色阿~

總算在爸爸出來前，奕勝意會到了。

他若無其事回房間，虛掩上門⋯應該是好奇在偷聽吧~沒關係，躲好喔！

一聽考不好，果然爸爸大發雷霆，鐵定要罰站，必然要接受檢討。

黃家孩子從小都知道，老爸對成績要求嚴格，雖不至於打板子，不假辭色唸叨一頓免不了。

還好總算哥哥沒被連坐處分。

也算報答前兩天，哥哥未抄佛經，在確定被罰站之前，刻意差遣她到房裡找東西，避開一劫之恩情。

他們了解爸媽習性，在教訓其中一個孩兒時，會順帶連結在旁的另一位。

情況通常是：

「昱綺，成績這麼差（怒），是不是沒做習題？（轉頭）奕勝～～你昨天心經習題交了沒？去—罰—站！兩—個！」

由於倆位絕佳默契一致認為，"個人造業個人担"就好。

這對兄妹之情的「互相使眼色」劇碼，成為成長期間趣味橫生小樂子。

**【嫩肉咬一口】**

奕勝雖無血緣兄弟，身旁卻一直陪伴著勝過血親的「三俠客」弟兄，關係密切，配置完美，令奕勝成長均衡。

文傑年齡相仿，同儕之間互虧也互相關注，成長期及話題皆屬旗鼓相當。姑姑家許力中哥哥，是反應迅速的遊戲常勝王，以長兄姿態自然帶引照顧奕勝。而接下來這位舅舅長子林哲緯哥哥，則個性溫順，心甘情願讓奕勝帶頭，一起搗蛋作亂，當然被欺負也不在話下。

約莫奕勝一歲半時，就註定了大他兩歲的林哲緯表哥，要任奕勝擺佈了。

一兩歲長牙流口水很正常，但奕勝算強勢而誇張，竟然「吼」一張口，就一把含住哥哥的手臂狠狠咬一大口！

換作是古代女性被咬，這行徑⋯⋯恐怕要以身相許了吧？

溫順的哲緯哥哥毫無任何反擊或哭泣，連跟大人告狀都沒想到。

倒惹得晚點才發現齒痕的黃爸爸黃媽媽一陣尷尬，連聲道歉，擔心想著：正在長牙磨的奕勝，書上說是貓狗嫌年紀，簡直是危險小動物，該不該隔離啊？

應該是想太多了。

成長過程中，林哲緯哥哥不計前嫌，非但沒有離奕勝遠一點，仍如常天天膩著奕勝，黏著鬼主意超多的弟弟，玩遍當年流行的各式玩具。例如戰鬥陀螺、遊戲王，還胡亂學著家中滿坑滿谷的小叮噹漫畫裡，其中的角色、道具戲份。

謙讓的林哲緯哥哥、霸道的黃奕勝弟弟，個性南轅北轍，倒是一路相處融洽，兄弟交流不間斷，感情良好理所當然。

緣親地也親。媽媽這輩的下一代，就只得他們兩位男性兄弟，加上比鄰而居，阿公阿嬤天經地義疼溺倆孫，玩起來更加百無禁忌了。

準備移植肺臟那段無奈的日子，身插葉克膜的奕勝整天臥床，只能半身坐起。幸好有哲緯哥哥不時陪他互動，以最愛的電動手遊，紓解奕勝說不出的病痛。

與哲緯哥哥日常陪伴，共享著開心小嗜好。這點，總在艱困時，讓奕勝格外珍惜感動。

**【靈感來自家族】**

感情好的家族之間交集密切，樂趣永不缺。不管是小時候大表哥跟在奕勝屁股後面跑，兄弟倆只顧趴在地上玩，磨破褲子也無所謂；還是讓姑丈揹著遊日本時，在寬厚背上聽聽他說：「奕勝你知道嗎？日本女人以前穿很多層長長的裙子欸！據說不穿內褲喔，是古代和服特色⋯⋯」

奕勝總在疲累又無明疼痛作祟，連休息都擺不平時，將這些源源不絕的家人片段樂子，拿來反芻，收藏在名為「小確幸」的心中寶盒裡。

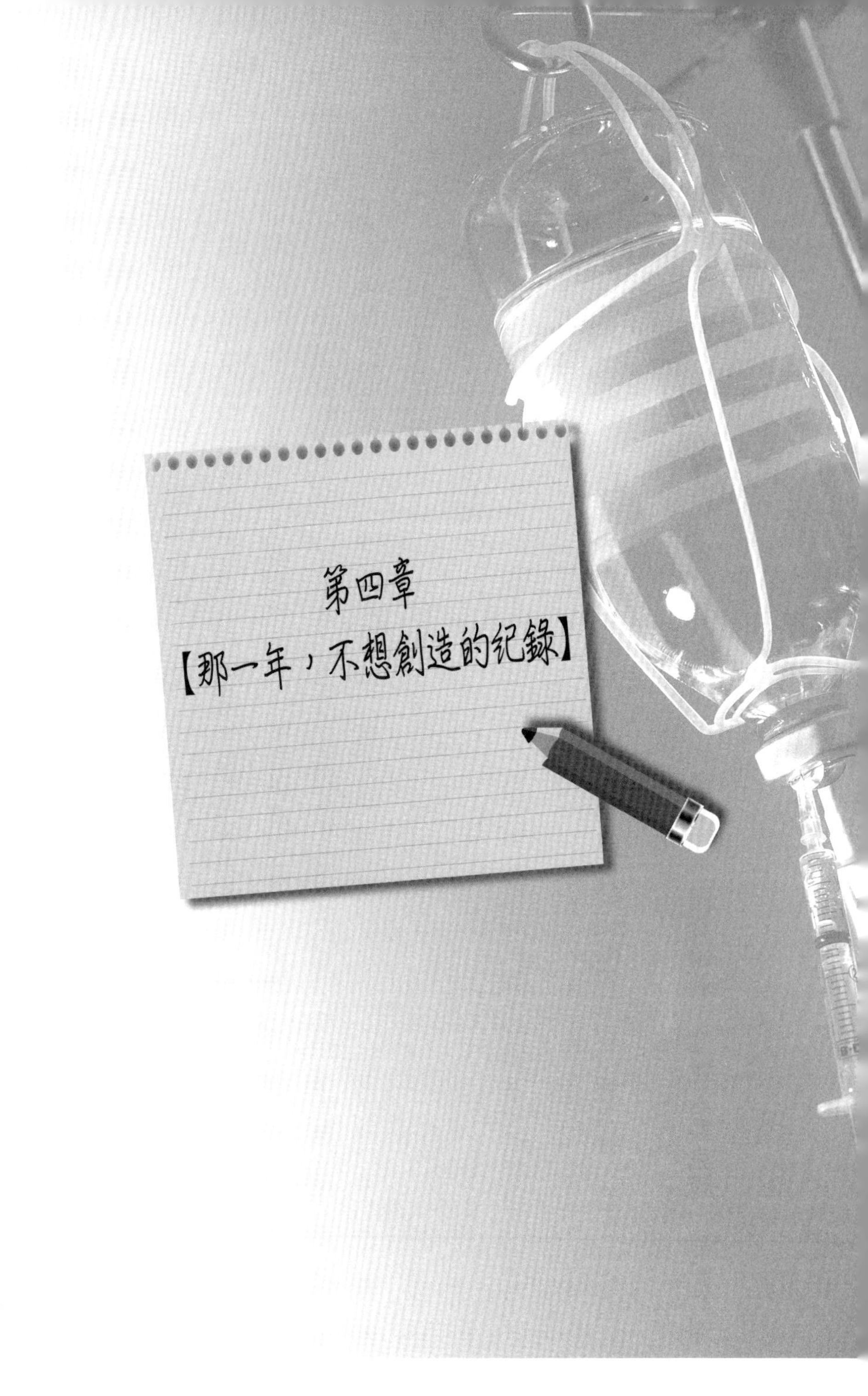

# 第四章
# 【那一年，不想創造的紀錄】

# 第四章【那一年，不想創造的紀錄】

## 救命葉克膜與肺移植

### 2012風雨驟，戰鼓欲催

2012年二月份例行檢查，坐實隱憂。奕勝心肺功能仍持續下降，屆瀕危邊緣。心跳加劇，遲遲未降，右心室肥大，呼吸備感困難：奕勝目前使用的二十四小時揹式CADD機器靜脈注射Flolan給藥已撐過八年，遺憾的是，病情惡化進展迅速，已呈心肺衰竭。

只剩肺臟移植一途。

恐怕還需加上心臟移植。

父母遲疑再三，考慮肺臟移植術後存活率、葉克膜易感染風險、同時移植兩種重大器官承受不住、失去至親難忍：淚流直下，下不了決心。

最終還是奕勝仔細聽取視如親人的台大胸腔外科主治徐紹勛醫師叔叔報告後，毅然決然說，就移植吧！

十八歲的奕勝，當時體重只有35公斤。罕病加上體質過弱，連置入葉克膜，都是高端風險舉動。

## 【戰將】

戰士不能放棄他熱衷的志業，他在所作所為中找到愛。戰士毋須盡善盡美，不需要常勝不敗，不必刀槍不入。戰士很脆弱，那才是唯一真正的勇氣。

——Peaceful Worrier

打過捍衛罕病患者的光榮戰役，與前輩烈士並肩對抗迂腐的舊制，堅定勸導病友信念的會長黃爸爸，無疑是強悍戰將！

但此刻他渾身發抖，說不出一句話來。

這天，是個大日子。

孱弱多年的奕勝，列入肺臟移植等待名單。

奕勝卻無法像一般人一樣在家守候。

他的心跳狂加速至150、160下/分，這次，再怎麼休息也不稍息。

太久了，已持續好幾天。

心臟怦怦怦衝撞著奕勝心門，強烈警告，一切已達臨界點！

送醫檢查後直接進加護病房，決定安置「中央型葉克膜」，這是台灣第一例，以更有效率的方式改善全身氣體交換功能取代傳統型葉克膜。

寫下新聞，同時代表至凶至險，性命未卜，也翻開親人最心痛一頁。

剛剛被喚至櫃檯的黃爸爸簽下一張「中央葉克膜置放手術」同意書，

還有一張「麻醉手術同意書」，

以及一張「不施行心肺復甦術」同意書，

甚至還有矛盾的一張『廢止「不施行心肺復甦」同意書』

他僵硬的雙手幾乎毫無選擇的一張簽過一張……

直到從小照顧奕勝的徐醫師，紅著雙眼喚住他：

「要有放手心理準備……」

然後，總是溫柔稱讚奕勝的主治醫師輕輕拍拍他。他恐懼的雙手止不住顫抖……

## 【仁醫】

一張手寫紙條：「奕勝，我們３月１日開始排肺移植。加油！」

（２０１２．０２．１５台大醫院外科部徐紹勛用印）

這張陳年便條，令人動容。被好好珍藏在爸爸當年札記皮套內。

寡言慎行，帶著關懷溫度。這就是從小照看奕勝長大的

徐紹勛主治醫師。

他了解奕勝情況，二月即在徵得同意之後，開始等待合適肺臟。

相處多年，他看到奕勝的進化與成熟。當父母一再猶豫不決，

醫師選擇跟奕勝實話實說。

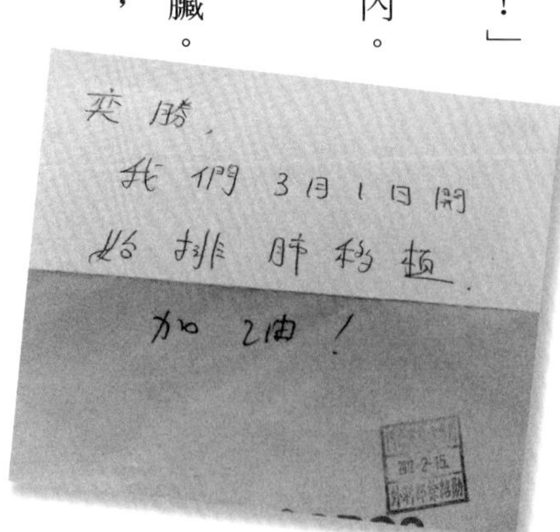
奕勝，
我們 3月1日開
始排肺移植.
加油！

「奕勝啊～玉玫阿姨以前跟你提過如果選擇肺臟移植，要注意的事項，對吧？現在我們真的在排隊了。

為了避免我們ＩＰＡＨ會產生的肺高壓危症，這之前也提醒過你，對吧？

必須在等待期間，幫你裝上〝中央葉克膜〞，它會從中央這裡手術鋸開置入，把心臟血液引流到外部，再從這裡回到你體內做一個體外的循環…」

看著醫師在白袍上模擬比劃，聽起來有胸部心臟腹部等等手術傷口，還有血液外流再流入供應全身，不敢想像…

也許是我表情太凝重，徐醫師笑著說：「你聽了都皺眉，你想，奕勝一個孩子，他怎麼就接受了，任醫師在身上切開劃開插進拔出舞來舞去？

我想，只因信任！多年來磨合出的信任！」

這信任，促成台灣首例「中央葉克膜」使用在嚴重ＩＰＡＨ症狀上。

但並非大冒險。

在奕勝罹病期間，徐醫師曾赴美深造一年，習得更精進醫術。那時注意到美國的實際成功案例。

「畢竟是台灣首度。奕勝不害怕嗎？醫師您不害怕嗎？」我問。

「奕勝會怕，連我也會。看到他情況如此嚴重，都嚇一跳想：阿捏甘有法度？」

真性情徐醫師台語都迸出來了，可見恐懼感無法避免。

「關於恐懼，我非專家，但我確知一點。當我們有強大專業團隊，當我們有信任的病患一起努力時，恐懼是會被share掉的。」

「所以，我跟奕勝說的是，我們一起來打一場困難的戰爭吧！」

奕勝也擔心風險，也了解自己與爸媽及親友的脆弱，不過他早已成長為勇士，決意勇敢地與徐醫師叔叔團隊，攜手並肩作戰。

## 【勇士】

稍早，推入病房前。獨處的奕勝與爸爸。

奕勝喘氣吃力，示意爸爸靠近，虛弱聲音縹緲卻清楚：

「爸爸，對不起……」「…不能再孝順你了…」

文照爸爸搖頭心想，兒子啊，你的一場場戰役，都在與生命拼搏，要說抱歉是我，是我該早早把你顧好…

「爸爸，謝謝你…還有媽媽，妹妹…哥哥姐姐…阿公阿嬤…你們給我…好多好多快樂！」

爸爸深吸一口氣，咬住嘴角，強忍悲痛安慰：

「別怕，就算到天上，你也會遇到愛你的祖父祖母…你學的台語可派上用場啦~

「放心，天上人間，你永遠不會孤獨！」

父子緊擁，淚水此時再也忍不住奔騰⋯⋯勇敢很久的戰將和勇士啊，就放任淚水在愛中潰堤吧！

不一會兒，奕勝表示吸不到空氣，被推進ICU等待，他臉色蒼白轉進加護病房。

## 【加護病房外】

加護病房外，媽媽雅惠面無血色，整個人像抽掉主軸線的木偶，癱軟無助地倚在牆上，淚水兀自一直流失，滴答淌在脖子衣領與晦澀的地板上⋯⋯

「阿惠啊～」什麼？是我兒子在叫我嗎？只是幻覺嗎？

偶而驚彈起，以為自己聽到嚴實門內加護病房中傳來的，心愛兒子的呼喚⋯⋯

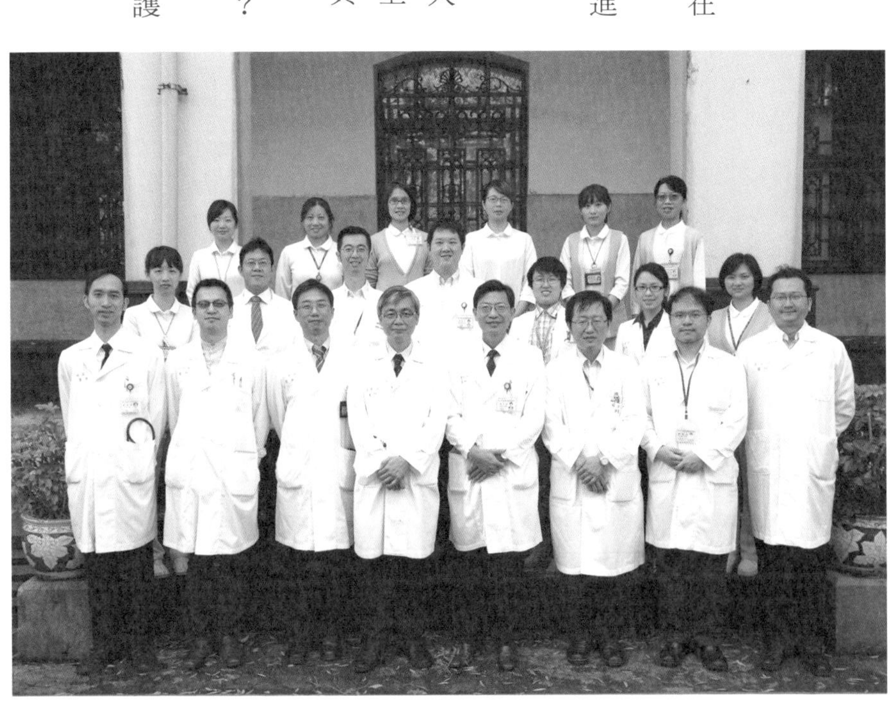

爸爸愁容想著奕勝為何篤定肺臟移植這條不歸路。這一來，不是全新的1，就是灰飛湮滅的0啊！還需急用超高風險葉克膜來等待。據說，台灣還沒人這樣用啊！

強打起精神，再四個鐘頭就要送入葉克膜手術室，得抓緊空檔！

壯碩的黃爸爸憔悴地電話一通一通按下，邊混亂的試圖釐清所知的葉克膜風險與併發症：

裝設葉克膜（體外循環系統）並非醫療過程最困難的部分，裝設後才是最嚴厲挑戰的開始。此類病人病情發展瞬息萬變，醫療團隊必須在有限時間內解決引發心肺功能失調的主要病因，並且運用高度專業的照護技能，才能因應種種突發危機。

隨著使用葉克膜的時間拉長，還可能會陸續出現各種併發症、嚴重度也會提升，常見的諸如因血球被破壞引發的溶血現象、使用大量抗凝血劑所引發的內出血、長期使用葉克膜必定出現的感染問題、也有部分病人因血液循環受阻而引發肢體壞死等。（註）

每個手機號碼都那麼沉重，每個接通的綠色鍵，牽動無止境的淚腺，在每個愛著奕勝的家人親友之前，一向有禮貌的爸語至嘴邊強咬唇忖度，是要怎麼捨得說，始終懼怕的那一句：

「恐怕，奕勝這次，真的就要，離開我們了⋯⋯」

壓抑著，抽搐著，心頭潸然雨嘩嘩下著。

陸陸續續，奕勝牽掛的人，一個一個趕來了……台北的親友下班就來……連台中姑姑們都專程趕來……劉文傑兄弟，韓老師都到了……等著看著，暫且離開……心念得慌，手上帶著點心又晃進來了……攜著經文的……現出愁容的……禱告的……來來去去……親情友情是牆上牽掛的時針，六神無主走來走去繞小圈子，不懂何時該休息……

**戰將。仁醫。勇士。**

**組成領銜主導鐵三角，也會擔心恐懼，但充斥更多的是希望與勇氣，聯合組織戰線。**

**親人。友人。愛他的人。**

**圈成細密的後備集氣網，在勇氣與希望薄弱時，盼能承托沉重，打氣撐腰。**

**眾志成城，戰戰兢兢，備戰。**

（註）資料來源：劃時代的里程碑──臺大醫院完成第2000例葉克膜安裝【臺大醫院團隊／公共事務室】

## 紀錄一：備戰，中央型葉克膜

### 「我們是在跟上帝買時間！」

#### 【備戰，中央葉克膜】

中央葉克膜手術，排在3/26晚上九點。

諸多不確定，確定的只有奕勝身體太過虛弱，心肺已無力負荷。

父母及親友徹夜守候。奕勝結束手術移送ICU已是半夜三點。待病房通知可入內探視時，抬眼，天已破曉。

家人小心翼翼看著中央葉克膜，看不出名堂，這就是首創台灣第一起使用於危急IPAH的體外循環系統？

它由血液幫浦、氧合器及靜脈動脈監視器…等組成，兼具心臟及肺臟功能，將心臟血液引流到外部再送回供輸體內。

雖然徐醫師強調，葉克膜只是一台機器、一座橋樑，在等待新的肺臟到來之前，作為危急存亡保命的維生系統。

但既然未來要靠它跟奕勝一起為生命奮戰，就當它是夥伴吧。

祈求它乖乖的，別冒出"感染"及"凝血"問題，或者拜託，晚一點再發生。

## 【買時間，代價為何】

奕勝對於這樣的紀錄，毫無所覺。

裝上葉克膜，戴上呼吸器，他幾乎整天昏睡無意識。生命跡象懸於一線間。

徐醫師：「說真的，我們是在跟上帝買時間啊！」

一面苦等合適肺臟，一面禱告奕勝肺高壓危症別趁機發作，還得觀察葉克膜是否出現併發症。

等待越久，四伏危機就越高張。

每天，一睜開眼，徐醫師就想：「今天，奕勝有沒有機會得到肺臟？」

奕勝父母一睜開眼，想的是：「今天，奕勝會有什麼新狀況？昨天警報解除了嗎？」

情況真的無可逆料。

三月底，奕勝恢復意識。醫師想試試可否自主呼吸，吃點食物。結果無法如願，只好將拔掉的呼吸器，再度裝回。

心跳更常無預警地往上竄高，甚至高達１８０下/每分。黃爸爸黃媽媽常一個盯著指數，一個緊急呼求護理師。

心屢屢沉重下墜。卻只能提醒自己跟奕勝，要提起勇氣加油！

日子在跌宕與自我鼓舞中，不間斷擺盪。

四月，是虔誠祭祖月。奕勝家族長輩總動員，該做的儀式、供品、參拜、齋戒……能簡化但不想馬虎，不足處全由家人幫忙代勞，理所當然一一接手補上。誠心祈求祖上庇佑。

然而奕勝狀況起起伏伏，發燒與心律不整老是突襲。爸媽跟妹妹每天都到院陪伴。礙於時間有限，只能短暫的說說話，按摩他手腳，握住他冰冷的手打打氣……

日子雖然累，家人回家時仍想，怎會能做的，也如此受限呢？唉～

奕勝半昏迷半清醒，心跳時時飆高，

不時還傳出胃出血、腹積水、發燒、棉被滲血等不明病情。

病魔不羈半夜三更，或黎明日出前闖入。護理師常急扣醫師奔來緊急處置。

與其說是人仰馬翻，這群一路護持奕勝的人，更多的是焦急難安與等待之情反覆煎熬。

妹妹昱綺個性看似冷靜，卻在一次送姑姑到地下室開車，與她們揮手說再見時，忍不住突然嘩嘩崩潰大哭！

真的無法想像失去哥哥的樣子啊！

不要跟哥哥說 bye bye．

五月母親節日，折騰不成人形的奕勝，貼心摸著雅惠的臉說：「媽媽怎麼瘦了？」雅惠再度傷心嗚咽。她想好好當稱職母親，心願是將孩子養得白白胖胖、頭好壯壯，最不想要的，是讓孩兒擔心啊～

奕勝過於瘦弱，在肺臟到臨前，徐主治醫師跟賴玉玫移植護理師，要他試試多舉舉盛水帶重量的寶特瓶，練身體。

這時在奕勝脊椎尾端，悄悄新生一種病痛--褥瘡。這位不受長久臥床者歡迎，卻不陌生的攪局者，因血液循環不良而誕生，卻不知適時收尾。埋下奕勝日後不少磨難。

莫名痛覺像捉迷藏，一下探頭，一下匿蹤，滯留在奕勝身上的，是各個角落裡滲出的破口。胃腸創口，夾起 3 個再蹦出一個……牛奶只喝半天被迫停止再觀察……不只腹部，肺部也積水……心律不整……口腔滲血……

昏沉時光多過清醒，醒著時又疲累不堪居多⋯

一覺醒來看到哥兒們文傑在床邊，奕勝情緒大爆發，抽咽抱著他痛哭，還叮囑他一定要好好讀書⋯

文傑也難過淚流滿面。奕勝這位勇者，罹病後反而未見他哭泣的好友，像在交代什麼？太疼還是道別？心中說不出的不捨。

**【肺臟移植，才是第一關】**

撐到六月份，終於傳來合適肺臟消息。移植全程需12小時。

爸媽一則以喜一則以憂，喜等到難得的肺臟，憂肺臟移植風險遠超過其他內臟器官。然而肺臟不等人，從通知到手術不過短短兩個鐘頭。

阿公阿嬤、舅舅舅媽、表哥表姊表妹表弟⋯連爸爸剛剛遞出留職停薪的公司同事⋯短時間內，殷殷關切再度集結，盼傳遞最誠摯鼓勵到手術房。

奕勝心情忐忑，先看到醫師叔叔笑容，安心一下又擔心。再見到爸媽來到，開心瞬間忍不住緊張。

最後他告訴自己：放心吧！既然三個月前就已決定，就堅強把一切交給徐醫師跟移植團隊。（註1）

奕勝進入手術室。

…首先登場的是麻醉師，負責麻醉及之後監控生命跡象及滴劑補充。接著移植摘取小組確認新肺臟一切無誤。主治醫師即接手負責蚌殼狀開胸手術切除舊有功能失效肺臟，一邊剝離支氣管肺動脈肺靜脈，一邊為後續縫合作準備。

在剝離時常會伴隨胸腔沾黏，是相對容易產生大量出血之處。台大自從改採用"葉克膜體外循環系統"標準流程，取代以往傳統"心肺體外循環機"之後，已大大減少胸腔流血不止現象。加之以團隊合作經驗豐富，根據衛服部資料統計，台大醫院肺臟移植團隊多年來，一直是術後存活率榜首。

接下來作業，只剩移除葉克膜，以及移植團隊祝福患者"明天肺更好"。（註2）

奕勝醒來第一個念頭是：我活下來了嗎？

未闔眼的爸媽緊盯著好不容易出手術闈場的徐醫師，彷若這是他們的聯考場。

聽到「手術順利」，太好了！

等等，下一句怎麼是接著「第一關開始」？

這是什麼怪奇遊戲，眾人認知的移植肺臟大魔王竟只是首關？奕勝拜託教教爸媽吧。

一方面是手術成功後，待注意事項相當細碎繁瑣，要開始身體復健，也得留意避免新器官排斥，有關於抗排斥藥物、食物、環境、感染…都不能掉以輕心。

另一方面，是奕勝本身，雖換了肺臟，仍無法確定衰竭的心臟能否自體恢復正常，目前看來，的確不樂觀。

**【還得移植心臟？】**

肺臟移植成功的春天來不及感受，陰鷙冬天冷冽再度颳起。爸媽問：

「難道，奕勝要再等候，移植一顆心臟？」

「是的。如果兩星期之後，他的心臟肥大沒有恢復正常的話。」徐醫師答。

第二關打擊，以迅雷不及掩耳速度降臨。

葉克膜ＥＣＭＯ系統，照理一般肺臟移植病患可以短期內立馬拆除。可惜奕勝體質不在常理軌道上。

甫拆ＥＣＭＯ，奕勝心臟不堪負擔，心跳血液指數直下跌。迫不得已，再度將葉克膜置入奕勝體內，維生。

（註１）來源：奕勝親寫「肺臟移植心得」

（註２）取材「肺臟移植紀實」（作者：徐紹勛／台大醫院胸腔外科主治醫師）

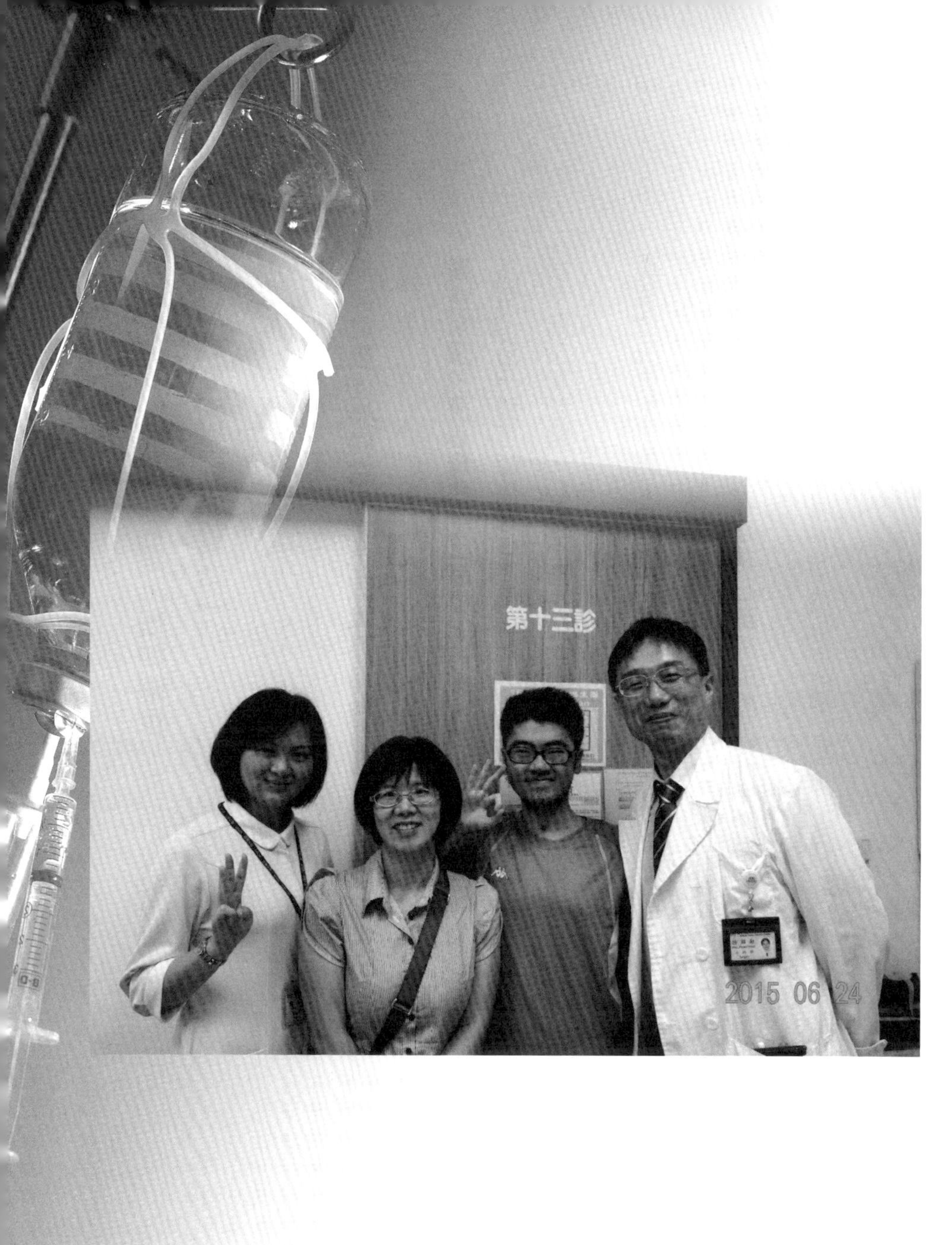
第十三診
2015 06 24

## 紀錄二：置放最久葉克膜，恍如隔世

### 【換不換心？兩星期見真章】

換心？不換？

兩派意見悄聲蔓延。

換肺之後，奕勝右心室仍肥大撐擠胸腔肋骨，肉眼清晰可辨，心跳加速及心律不整依舊無改善。

嚴格來說，換心條件早已超標。再說，等候一顆完好無損心臟絕非易事。

然而，另一個可能性呢？

換上健康新肺臟，心臟不再被肺高壓拖累就會漸漸縮復正常尺寸嗎？

奕勝情況史無前例。只能在觀察中應變。

徐醫師的說法是：兵來將擋，水來土掩。

觀察期兩個禮拜，看原有心臟房東能否接應新來的肺臟房客，回到日常順暢合作節奏和平共存。

否則，得做最壞打算。

## 【血塊橫闖，親人不識】

這兩星期上沖下洗，雲霄飛車般震盪。

雖撐過肺臟移植，但奕勝兩頰及太陽穴凹陷，瘦削見骨，明明眼眶泛淚，卻連流淚也使不上力。

父母無助地找來氣功師父，亟待奇蹟。

奇蹟未現身，癲癇卻找上門。

原以為只有心肺會出問題，沒想到有天晚上奕勝突然直翻白眼、胡言亂語，甚而抽搐昏迷，共發作6次。

手忙腳亂急送電腦斷層檢查，掃描顯示腦部出血，壓迫視神經，不正常放電，症狀近似癲癇。

突發事件一樁接一樁。原先縫縫補補的身子，已讓人心力交瘁，現下神智恍惚簡直不像奕勝，不識家人甚至昏迷不醒……

心扉痛徹無語，蒼天有答案嗎？

誰能入眠。

奕勝隔日悠然醒轉，眼神也漸漸靈活，昨夜事渾無記憶。只能說感謝老天眷顧，然地雷深藏仍未解除。

不知不覺，葉克膜置放於奕勝體內時間，已超越前人，等於每一天都在推進寫紀錄。

報告指出，葉克膜併發症絕大多數與血液循環有關，如溶血、血栓、末梢神經缺血等等。時間拖愈久，感染機率可謂級級躍高。

昱綺妹妹對那幾天記憶清晰。

一早，徐醫師拿著X光片給媽媽看，說是心臟已見縮小些，可望漸回正常尺寸。很久不見好消息，媽媽喜形於色。

不過兩三天時間，風雲變色。

奕勝左心室出現血栓，體積不容小覷。

徐醫師提供選項。從不作處理，到手術排除血栓，最後選項是索性考慮心臟移植。

每項都提心吊膽，裹足不前。

換心派此時位居上風。

不容猶豫，爸爸決定先行排隊候心臟，同時以調整葉克膜及使用抗凝血劑，對付血栓。

## 【哀莫大於心死】

葉克膜數值調昇調降，奕勝如洗三溫暖，有時咬牙忍耐，有時咒罵痛哭。

褥瘡不甘寂寞來湊熱鬧，還得分神電燒處理。

發燒也是搗亂好事份子，不時伴著感染敗血症敲邊鼓滋事。甚幸那一次被胸腔外科郭順文醫師及早制伏，除之後快。

歷經一重復一重障礙，奕勝氣若游絲。住院四個多月，約莫肺臟移植後一個月時，堅毅過人的他竟提筆歪扭不成形寫下：

**我－撐－不－下－去－了**

葉克膜凝血功能在耗損，病患與家人心力在耗弱。

哀莫大於心死。

一百多個日子，天天在生與死間掙扎，鬼使神差跟前打交道，韌性再足，哪堪此人性拖磨？無人責怪，只有不忍。沒人有資格替受苦受難奕勝喊撐持或棄賽。

再說，哪種選擇更勇敢？

罕見疾病基金會心理衛生專員默默在旁支持壓抑哽咽淚痕未乾的家人。努力不懈至最後一刻。徐醫師與郭醫師到病榻前，細細解釋病情讓奕勝明瞭。不作臆測、不呼攏，只說實話多鼓勵。

家人垂著頭低啜，撕心裂肺地疼，盼從絕望中拾掇一點奇蹟，哪怕一丁點也行。

## 【拔除葉克膜】

也許是團隊醫術精良，也許是奕勝了解病情後安心，抑或他生命力爭氣如小草般堅韌。總之，在昏睡幾日好眠之後，小草再度從游絲氣息中自行覓得生機。

七月底斷層掃描。頭部出血消失，左心血栓也無蹤。心臟功能緩慢提升，一切似乎都朝好轉方向邁進！

雨已過，天將放晴嗎？

徐醫師告知將雙軌並行。俟心臟功能恢復六成，便移除葉克膜。若之前幸獲合適心臟，那就移植先行。

不，老天還沒打算放晴。

原本笨重的呼吸器，欲轉換成鈕扣式氣切以減少感染時，奕勝喉嚨劇痛，痰濃且無力咳出，得靠抽痰。偏偏還喘咳，偶而嘔吐、盜汗不止。不舒服至極，一見到媽媽到來，聲淚俱下。

潛伏的新禍首被郭醫師逮到是綠膿桿菌感染，重裝備呼吸器再度裝回，共同抵禦群魔亂舞。

葉克膜機器一日未拔除，感染危險便隨侍在側。如此創紀錄，實非情願啊～

八月連著兩天，葉克膜傷口紗布滿是鮮血，血流不止。隨之，奕勝身上佈滿小紅斑點。

醫師凝重判斷，葉克膜後遺症已強烈突顯，不能耽擱，該移除這橋樑了。即使心臟指數未達標６０%，已刻不容緩。

不知是造化弄人，還是老天旨意。移除隔天，新的心臟送達。

葉克膜紀錄碼表按停。

安置奕勝體內豈止真久，確實算來破紀錄之久。

無可奈何，奕勝締造台灣醫學史上另一項成績——置放葉克膜最長時間。

之後，徐醫師、郭醫師、柯文哲醫師及移植團隊成員，召開四個鐘頭長長會議。

告知奕勝結論：不做心臟移植了。就用運動，代替換心吧！

奕勝聽了很開心，猜想接下來，復健好就能出院了吧！

晚上，喜滋滋酣睡入夢。

## 【夢中】

醒著似夢，夢中如幻，幻覺當真。

住院期間，奕勝時睡時醒，昏迷狀態超過四個月。

忘記是哪個手術室內，奕勝做了一個長長的夢。

他在夢裡，不再向天要一口氣。

在夢裡，他用力抱著每個抱過他的人——爸爸，媽媽，妹妹，阿公阿嬤，大舅舅小舅舅，姑姑們及大姑丈小姑丈，文傑…

在夢裡，他虧著要好的表哥表姊，嬉鬧著表弟表妹，追逐跑跳，精力沛盛用不盡…

春末，他彷彿夢見哭腫雙眼的父母，跪求葉克膜權威柯文哲主任救救我心愛的孩子…

夏秋，媽媽在佛堂換上新鮮的橙黃色供花，開上除濕機自言自語，這季節交替溫差無常，奕勝不能感冒啊。

冬季，幼稚園妹妹瑟縮著牽住爸爸的大手，說我不怕冷，我們去找哥哥吧～

**【醒轉】**

場夢，不是夢。

那年，夏颱肆虐冬雨綿綿，然而醫院內時光停滯膠著，奕勝病榻上睡睡醒醒，維持生命的終極體外循環系統—中央葉克膜拔除再緊急置入三回，創下台灣安放最久的歷史紀錄。

算算共住院２２２天，醒來已從十八歲青澀轉成為十八十九歲青年。

恍如隔世。

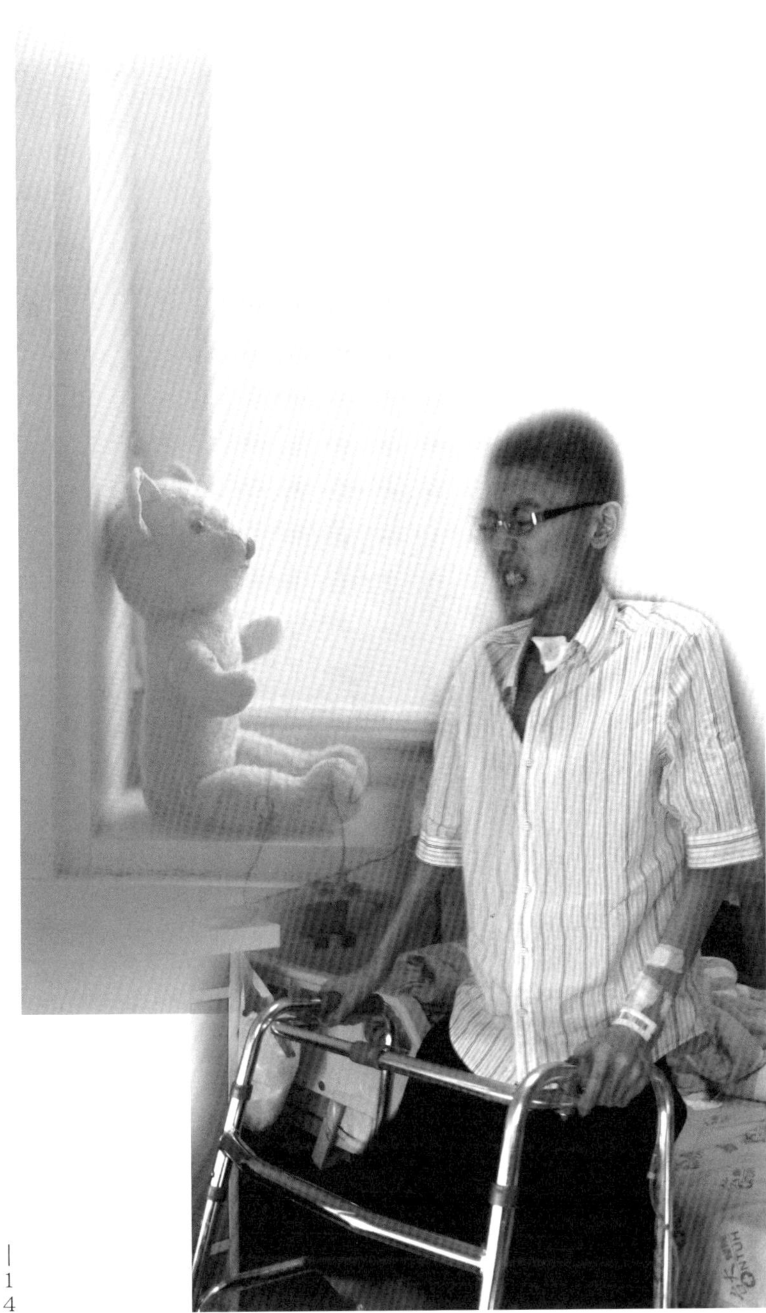

## 尾聲－復健小插曲，不放棄真好

### 【生鏽的四肢】

“四肢雖然長在身上，但不像我的，像生鏽的機器一樣卡住，拉不開。難道，我真的變成機器貓小叮噹了？”

奕勝想著就苦笑。入院以前常常復健，以為沒什麼，小菜一碟而已。未免太天真了！現在嚐到苦頭。

臥床２００多天，他幾乎不認識身體，手腳無感無力，反倒是臀部褥瘡刺痛超有感。醫師團隊叫他盡快復健。營養師總說：「多吃點」。物理治療師蕭老師一直說：「擴胸，深呼吸啊！」

奕勝一一認真聽入耳，他好想要健康，好想回家，最想要健康地跟家人相處長長久久。這些他稱為「微小的心願」，其實一點也不渺小。是支撐他一路過關的核心動能。相對臥床時身心耗弱直到心防瓦解，及一心想解脫了之的病變麻煩，現在復健對他而言只是過程。他想，一定可以過關的。

復健棘手，似活生生撕扯肉身。

痛呀！根本無法下床，他齜牙咧嘴槌床大聲吶喊⋯

第一步從床上移動到沙發動員人力最多最困難！第一次帶著褥瘡坐上沙發最是劇痛心跳最加速！

第一天踏出加護病房最喘也最高興！

再來，第二步，就相較微微痛了~

奕勝意志力驚人。無法踩腳踏車就換別的運動，練習連續上舉、擴胸、按摩、抬腳。怕跌倒就扶著助行器，擔心體力不持久，就後面跟著輪椅。累了沒關係，晚上才好睡！

進步速度很不賴，機器貓像天天上油一樣，功能一天天復原，從加護病房順利轉回普通病房。

規定是每天下午復健，奕勝自己加碼，平日一想到就會勤走動或踏階。他一直擔心沒有達成護理師玉玫阿姨的期許目標，即使腳筋抽搐也拄著拐杖試圖走得更遠。

其實徐醫師跟玉玫阿姨只是盼他多鍛鍊快點好。他們看著呢，也會向復健師打聽，都了解，奕勝已是盡全力而為的優等生。

## 【感動陳勢安】

復健路，漫漫長路。

很喘，走幾步就要休息。奕勝輕輕哼起腦海中斷續不全的歌。

「…受了傷 久了 學會自我微笑旁觀
深愛輸給習慣 溫馨地糾纏
說穿了不過人怕孤單 再幸福 也都要歸還
人一生多少煙火流轉 絢爛的 總走得太短
人總要經歷好愛好散 告別了 才懂得太晚 …」（註）

妹妹昱綺瞪大眼睛，不敢相信自己耳朵！
哥哥哼的是什麼歌？
沒錯，是陳勢安，是我愛的歌手，從來不是哥哥會聽的歌呀～
莫非是…

回想加護病房裡，哥哥插著葉克膜，大半時間閉眼昏迷。
有天放學，她獨自像在家時一樣，跟老哥拉雜閒扯。
「今天在學校有個同學有點白目喔，老師都看到了還在講話…」
「馬麻都只跟你報告天氣厚，會不會無聊？…」
「哥哥我要聽歌了，分給你聽喔～這首很好聽，是陳勢安的"不愛不散…你會喜歡吧…」
記得當時，絮絮叨叨許久，一見哥哥毫無反應，理智的昱綺搖搖頭，懷疑自己在做什麼。
昱綺回憶一頁一頁翻起，眼眶泛紅。

原來哥哥耳朵張著，都聽到！

“哥哥，我多麼擔心你就此一睡不醒…”

“我知道你愛張信哲，但我那麼迫切想與你分享所愛…”

“我拼命唸書好無趣，但我更怕你躺在床上無聊會失去鬥志…”

“我好努力上課，下課自己走過來看你，自己坐公車回家，我不是天生愛獨立，我更怕你孤單…”

「絢爛的，總走的太短

告別了，才懂得太晚…」

旋律動人，昱綺在心裡跟哥哥一起和聲：

哥哥謝謝你，我那時只聽到你的呼吸聲，你卻把我們的愛，都聽進去了！

## 【出院，秋高氣爽】

終於可以出院，所有人都解釋不清這222天是怎麼熬過來的，包括徐醫師。

但他的喜悅更勝肺臟移植成功那一刻。他說：

「對我而言，成功不只是一次完美的移植手術。

成功關乎病人能否順利出院，融入人群，

重新回到獨立自主的生活，

再度感受這個社會的溫暖。

這才算成功。」

奕勝走出台大醫院大門，整個住院期間，他從未放棄那樁小小心願，就是要跟爸媽妹妹等所有家人，好好活在同一片天空下。他很高興自己忒難也堅持撐過來了。

他舒服的瞇眼感受暖意。已將近十年，沒有盡情曬太陽了。

秋高氣爽。天氣晴。

（註）出自陳勢安／好愛好散（作詞：馬嵩惟／作曲：覃嘉健）

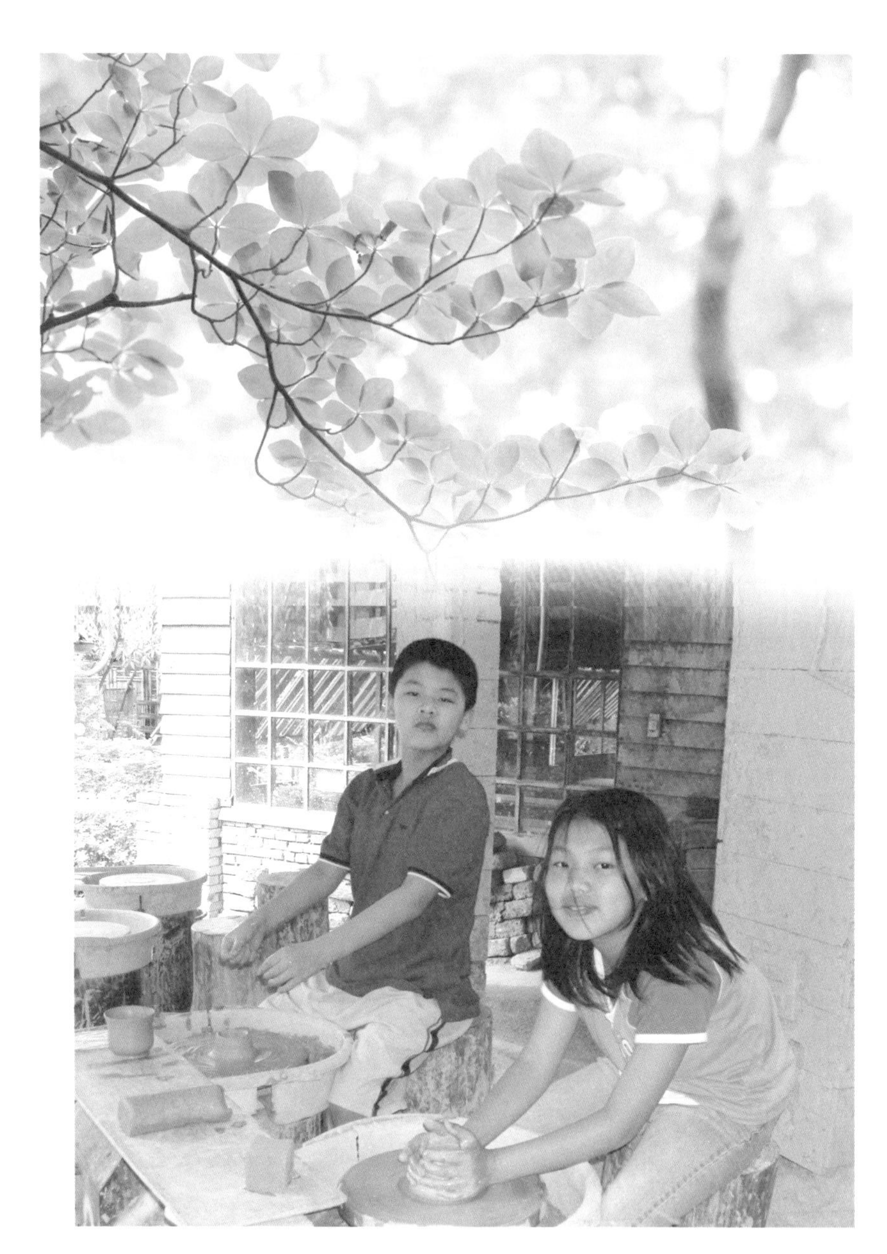

## 驚心動魄222天，奕勝親寫

2012是奕勝跟家人及醫護團隊永難忘懷的一年。
歷經IPAH惡化進展至心肺衰竭；
以葉克膜取代心肺功能三個月，終於等到合適肺臟移植，卻還面臨心臟移植、諸多併發症刁難過程。
且看奕勝如何承認害怕，面對病痛，接受關卡的人性考驗，感動世間苦難的靈魂。
讓他自己以質樸真情文筆，娓娓道來

2012年三月十七號，我的心跳一直跳的很快維持在140∫150下/分，當時想說睡個覺明早就會好了，想不到了4天依然跳的很快，跟爸爸媽媽討論過後，決定去醫院找徐醫師，當天三月二十一號徐醫師就告知我們，需要進加護病房調藥，三月二十六號從加護病房轉到普通病房，但是那天我覺得**呼吸越來越不順**，徐醫師跟黃書健醫師討論過後，詢問我願不願意裝葉克膜等待肺臟移植，我絲毫沒有猶豫的說”好”，下午五多爸爸叫打電話給所有親朋好友來給我加油打氣，連遠在台中的姑姑們也趕上來台北，晚上八點再次進加護病房，到了九點就進手術房裝葉克膜。

裝了葉克膜後，我幾乎都在昏睡，**在昏睡的時候我一直做夢**，由於一直躺著血液循環不好就長了褥瘡，好痛好痛。直到五月十八號下午二點做氣切，不能說話，接著把肌肉鬆弛劑跟鎮定劑都全關，不再昏睡，我就跟正常人一樣，早上起床晚上休息，當我都清醒的時候，因為裝葉克膜的關係，不能動也沒有力氣，完全不能調整位子，所以一直壓迫我後背褥瘡，褥瘡越來越大越來越痛。幾乎痛的我哇哇叫，連打止痛針都沒效，但**我告訴自己一定要忍耐**。

五月二十一號開始拿寶特瓶練體力，希望能讓我變胖，才有體力移植，因為我才３５公斤。五月二十九號從鼻胃管喝牛奶，隔天就胃出血，還打了麻醉做胃鏡，將出血點用夾子夾住止血，直到胃的狀況好點，六月一號開始喝糖水，隔天徐醫師就說可以從嘴巴吃布丁跟喝果汁，那時我好高興又興奮，終於可以用嘴巴吃東西了，但是之後還是反反覆覆的胃出血，又做了５．６次的胃鏡。好痛。六月六號褥瘡旁的皮膚跟肉開始潰爛，醫師說需要做清創手術，雖然有打止痛，但在做的當下，我聽到剪刀喀喳喀喳的聲音，褥瘡還是一陣陣的劇痛。

六月十九號一早，徐醫師就來到病房跟我說要動移植手術了，剛聽到的時候心想，終於等到了好高興，但是又有一點緊張，直到爸爸媽媽來了以後，心情稍微放鬆了一點，但離手術的時間越來越近，我又**開始緊張**，**我就告訴自己放心吧！**既然在三月二十六的時候，就下定決心要做移植了，就要堅強把一切交給徐醫師跟移植團隊。

手術結束後，醒來時還在手術房，當時只有一點意識，**我活下來了嗎**？稍微聽到一點聲音，聽起來醫師正在幫我縫合傷口，過沒多久就移至加護病房，到加護病房時我覺得好冷，希望能蓋棉被，但是我根本發不出聲音，全身無力無法移動，非常痛苦，後來護理師發現我在發抖，幫我用了烤燈加溫，就這樣睡著了。

在動手術之前，徐醫師有解釋過，手術後兩個禮拜，心臟功能若沒有恢復正常，可能就沒希望了，想不到術後兩個禮拜，我的心臟只有些許的回復，離正常人的心臟還差了一大截，是爸爸媽媽跟徐醫師拜託，能不能再給我一點時間，也因為葉克膜的副作用還沒有很嚴重，才得以繼續等待心臟的復原，直到7月5號，媽媽說我昨天不正常放電類似癲癇發作，腦內出血情況很危急，媽媽問我：「你記得昨天發生了什麼事情嗎？」我搖頭根本完全記不得，此時媽媽告知我說：「你腦內有出血導致癲癇」，**當下我才知道我又過了一關**，那時嚇了一大跳。之後因為一直在調整葉克膜的數值，我時而正常時而難過不舒服，直到7月24號晚上，我看到爸爸媽媽跟徐醫師還有郭醫師在談話，講了一段時間，之後就詢問爸媽醫師說了什麼，當時爸爸就告訴我現在的狀況，那時才知道原來我心臟有血栓需要換心，聽到**要換心我很驚訝**，我聽了爸爸媽媽的想法，爸爸說假如有心臟就換，沒有就等待心臟復原，而媽媽是希望不換，等心臟復原就好，我決定採用爸爸的意見。

七月三十號那天要做電腦斷層，大大小小的儀器與葉克膜要從4樓搬到1樓做檢查，**路途無比的辛苦，也無比的危險**，檢查做完後得知，腦內出血沒了，心臟的血栓也不見了，那時真的好高興，但我的心臟功能依然只有緩慢的進步，徐醫師還是希望換心。八月二十一號一早徐醫師就來到病房，準備幫我把呼吸器改成鈕釦式的，讓我開始用鼻子呼吸，以減少感染的機會·當天換完感覺不太舒服，喉嚨還會有一點疼痛，但**都在忍受範圍**，到了隔天，因痰濃稠我又沒有力量咳出，還是需要抽痰，抽痰時非常不舒服，有一小段時間因痰抽出，導致我吸不到空氣，又會一直咳嗽，所以每次抽完痰就會很喘，又過了三天，更不舒服了，從早上一直冒汗，**我看到媽媽就哭了**，緊握著媽媽的手，媽媽幫我擦汗，請護護理師幫我換衣服直到我睡著，當我清醒時媽媽不在了，我就非常的著急，問護理師說媽媽呢？，護理師對我說她剛出去吃飯，聽到後我依然**害怕媽媽會不會等等不再來了**，直到媽媽回來時才放心，我依然持續的冒汗直到晚上，郭醫師判斷是綠膿桿菌感染，就立即幫我把鈕釦喚回呼吸器，換完之後就感覺輕鬆了不少。

八月二十七號一早換葉克膜的傷口，我看到了兩大片紗布滿滿都是紅色的血，讓我嚇了一跳，**心想不會有事吧…**？這整天都一直在換紗布，血感覺越流越多，輸了血又一直流血，然後隔天全身出現了很多一點一點的小紅點，聽醫師說明原來是葉克膜的副作用越來越嚴重了，不得不拔除葉克膜，就定在明天拔除，當下聽到心想真的要拔了嗎？我的心臟可以承受得住嗎…？開始害怕了…。

隔天一早，原本要動刀了，但因爸媽還未到無法動刀，直到下午四點才進手術房，再進去之前**家人又都來給我加油，讓我心情放鬆了一點**，進去手術房後我立即就睡著了，六點多我醒來後，我才知道原來我剛被推回加護病房，心想**我又活下來了！**看看四周沒看見爸媽，過了一段時間我隱約聽到護理師的談話，好像是有符合我的心臟，心想爸媽不會是在討論吧？到了晚上十一多我才看見爸媽，他們在等醫師們討論，凌晨二十二十二點半醫師們經過近4小時的討論分析，告知我們手術風險太大決定不做這次心臟移植，徐醫師告訴我既然沒有換，就要用運動來代替換心。

過了兩天就立即下床坐在沙發上復健，從床上移動到沙發上就非常困難，我四肢無力，光要移動就要兩個人扛，還要有人幫忙移動胸瓶，坐在沙發上時我也坐立難安，我的屁股因為褥瘡跟太瘦了坐著都會痛，做久了心跳也會加快非常痛苦，想要踩腳踏車更是困難，只能拿著寶特瓶裝水練擴胸、上舉、還有抬腳。

九月二十號這天是我從4B101之一這間加護病房踏出去的一天，那天早上我拿著助行器後面跟著一台輪椅，繞著護理站走了一圈，晚上又走了一圈**好喘好辛苦，但是我好高興！**我終於可以走了！接下來連續三天出去走的次數增加圈數也增加，其中有一天晚上，走到一半心臟稍微有點不舒服，心臟跳的很快，一直維持在１２０左右，雖然休息了二～三個小時，但是一直沒有非常明顯的下降，讓我非常的不舒服，想要睡覺都睡不著，直到十二點才恢復，**恢復後因為很累了，馬上就進入夢鄉**。

九月二十五號（在加護病房共待了整整半年）終於從加護病房轉到普通病房，到普通病房正式復建之路的開始，早上起床要去護理站旁邊量體重，周一～周五下午都要去復健室做運動，平常在病房時就拿著助行器原地踏步，又或著是在病內稍微走動，剛開始走一下就喘，越走越好，原本是要踩腳踏車的，但因為褥瘡會壓到根本沒辦法踩，後來徐醫師叫我踩階梯上下上下的鍛鍊，後來即便使用助行器雖然可以走，但是距離很短，稍微走一點路腳就會又痛又痠，尤其是腳筋持續的抽痛，痛到難以形容，之後使用拐杖減輕對腳的負擔，就能走比較遠了，但還是沒達到徐醫師跟玉玫阿姨要求的目標。

之後徐醫師叫我去曬曬太陽，第一次去曬，我跟爸爸說**曬太陽好舒服**，我好久沒曬太陽了應該有十年之久的時間，以前怕熱又不能流汗都待在冷氣房裡，當天也去挑戰爬樓梯，剛爬幾格還好，後面幾格我完全用手的力量把自己撐上去，爬了半層就回病房休息了，因為躺在床上太久沒有體力讓我繼續向上爬。

十月二十六號做支氣管鏡，徐醫師看了我的肺部後，就幫我把鈕釦拔掉，當時想說裝的時候有點痛，拔掉會不會痛阿……？想不到徐醫師消毒完”波”的一聲就好了。好高興，我終於可以說話了！

11月2號經歷了這**驚心動魄的222天**，七個多月，我終於出院回家了！

動完肺臟移植手術復健之後，我感覺呼吸比以前平順且心跳也不那麼快，沒動手術時我只能坐著，幾乎不能做太大的動作，上個廁所就會不舒服，現在我可以慢慢的爬樓梯、跑跑步機，**雖然過程很辛苦但是我會繼續努力**！

感謝徐醫師十年以來及這次住院222天無微不至的照顧，還有玉玫阿姨、移植小組、葉克膜小組、郭順文醫師、黃書健醫師、李章銘醫師、柯文哲醫師、還有替我加油及照顧我的醫師、護理師阿姨姐姐們，**有大家的努力才有現在的我**，最後感謝器官捐贈者，沒有他我不可能活到現在，謝謝大家。我的醫師、護理師阿姨姐姐們，**有大家的努力才有現在的我**，最後感謝器官捐贈者，沒有他我不可能活到現在，謝謝大家。

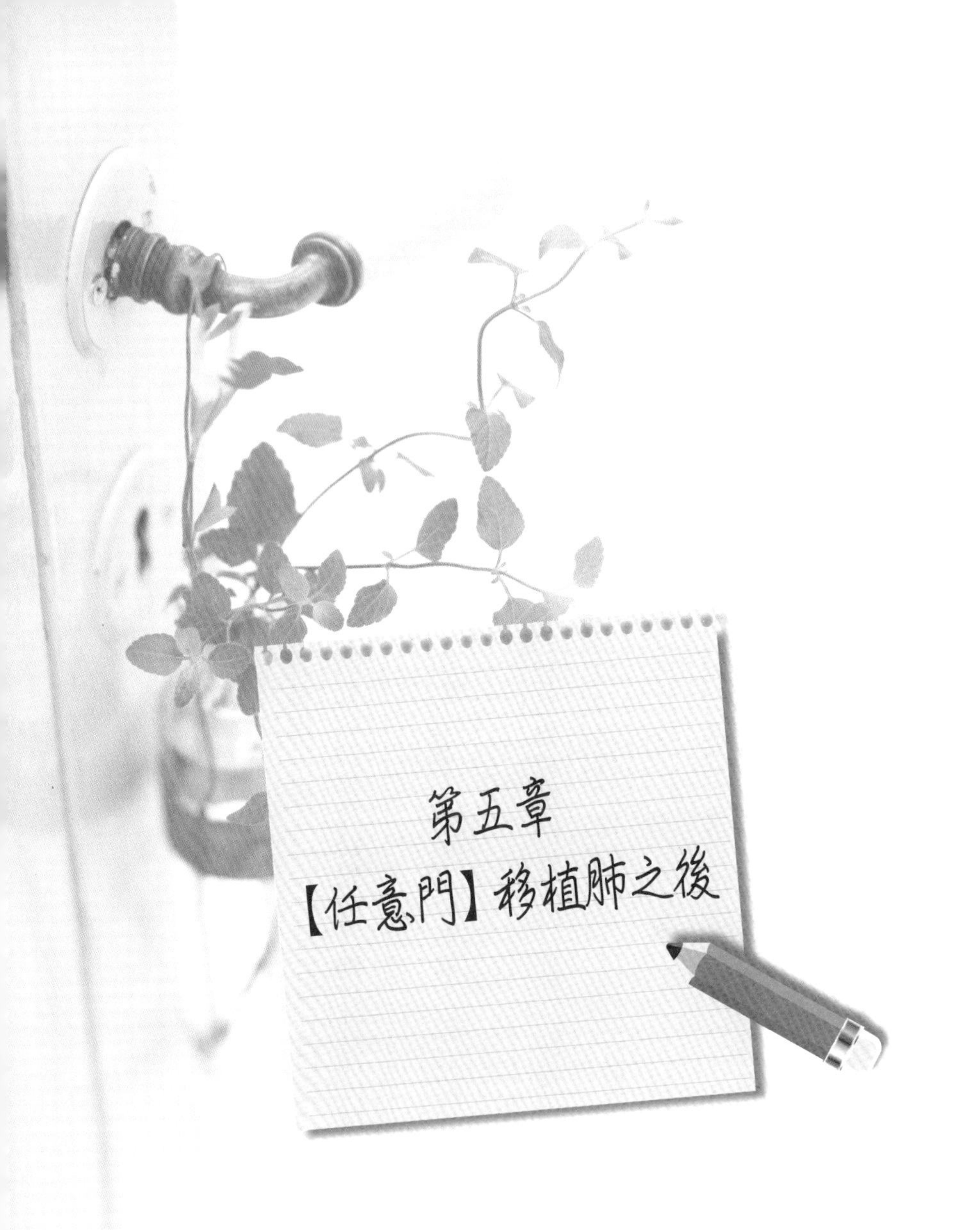

# 第五章
# 【任意門】移植肺之後

# 第五章【任意門】移植肺之後

## 永遠的家人長河－苦中樂秘笈

### 【姑姑家日常】

「多擠點！力中哥哥！邊邊那裡再多一點～」

奕勝與大表哥在砸派機上，擠鮮奶油像免錢般瘋狂鋪好鋪滿。摩拳擦掌準備大聲嘲弄待會兒被砸派的衰咖。

二表姊跟三表姊面面相覷，怯生生說：「呃…有點累，先去睡了～」大夥怎肯饒過，硬是把她們架上台擲骰子試運氣。

四位姑姑加上姑丈以及文照爸爸雅惠媽媽也興味盎然，歪頭看這群從小一起親密成長的表兄弟姊妹如何收拾，還起鬨鬧著說好啊！逃走處罰要加碼…

這是奕勝姑姑家的日常。

### 【話起當年】

奕勝今年二十三歲，但如果翻閱他內在年曆，啊～已經熟識姑姑們長達二十四年囉！

溯源自他還安穩躲在媽媽子宮時期，爸爸媽媽便固定約莫每兩星期，在週末或前晚不辭辛勞從台北專程回台中姑姑家，與兩代老老少少相聚。

這習慣持續久遠，比奕勝年紀大多了。

有時大人會打趣：『奕勝，我是看著你「無中生有」的呀！』

一旦確認文照爸爸這位台北兄弟要南下，台中親戚包括孩子們一行人十多位，絕無二話必定排開其他行程赴約大集合。

有可能因為文照爸爸是獨子，姊妹們疼他敬他護他，事事以他為主。難不成視他為黑白兩道兄弟幫主？

或者是因為聚會認真而輕鬆，大夥天生喜愛往互相信任溫暖陽光處流動，像是候鳥朝故鄉飛的基因？

姑姑家裡總是充滿歡樂、頹廢、親密、甚至無厘頭的室內團體活動進行曲。

對開朗奕勝而言，去姑姑家是綜合極度期待與喜悅，長途跋涉一點兒累算什麼！

## 【哥兒們許力中】

四樓的大姑姑公寓，是早期大夥集合點。對患有ＩＰＡＨ奕勝來講，這高不可攀的樓梯，可是大忌。

當爸爸抱不動，或時間銜接不來時，可靠的大表哥－許力中哥哥永遠在樓下守候，毫無怨言接手，揹著奕勝邊爬樓梯邊聊。

男生的話題很平常，大多聊最新的電競遊戲，或電腦。那些通關密技、種種難尋虛寶…也許大人覺得不夠深入，也許其他表姊妹女孩兒們認為不夠細緻。

可是兄弟就這樣啊！

男丁在黃家具有少數優勢，導致奕勝與力中哥哥有種秘密結盟的義氣。

當家庭共享電玩Ｗｉｉ尚未問世，主流電玩是雙人激烈對打時，奕勝與力中絕對是不二盟友。

共同語言，加上從小廝混，這對兄弟，是貨真價實穿同一條褲子長大，兄弟默契強大無人能擋，怎麼會連…砸派也一起衰運啊～（奕勝無言）

說回那次轟天砸派，果然是眾望所歸，奕勝跟力中大表哥賓果！被砸得滿頭滿臉鮮奶油，頭髮、脖子、衣襟…都沒漏掉！

愛玩的奕勝撥開眼睛上泡沫，笑咪咪看著力中哥哥，無奈發表結論：「自作自受啊！」

## 【遊戲還請多保重】

感情好的兄弟姊妹花樣百出。

桌遊是一定要的，家裡擺放數十種。隨時搭配各式如砸派、彈耳朵、一筆劃畫臉…等諸多躲藏不了、保證出糗的處罰花招。

（註：畫臉刑具由媽媽雅惠提供眉筆，而且花臉者非到用餐完畢不能卸妝，或必須外派到超商採購全家人指定零食等…眾目睽睽之下，據說羞恥度經常爆表）

遊戲道具齊全，就甭提企劃點子也是五花八門。

在比手畫腳猜題項目，讓大家看到誰有表演天份，誰的常識最豐富。密室脫逃解謎通關，也看出了誰的推理邏輯強，誰的反應快。

儘管有時奕勝體力無法勝任，需爬行或跑腿部分，自會有兄弟姊妹出面支援互助。玩樂內容也是在活潑中，自然存在長幼有序、兄友弟恭的潛規則。

諸如此類無形規矩，讓這多年家族傳統綿延悠遠，除非病魔硬卡，不曾突槌中斷。

統計起來，奕勝最愛的桌遊是「矮人礦坑」，得在無人知情下暗自疑猜誰是鋪路到金礦的好人，誰是阻擋斷路歹人。沿路互相試探抬槓鬥嘴鼓：

「厚，看你賊頭賊腦，壞人無誤！」「拜託，我就大好人，不然把剛給你的巧克力還來啊～」

奕勝最不擅長捏黏土猜物，總是捏成朦朧一坨，讓人左翻右轉瞧半天，老鼠老虎傻傻分不清楚。

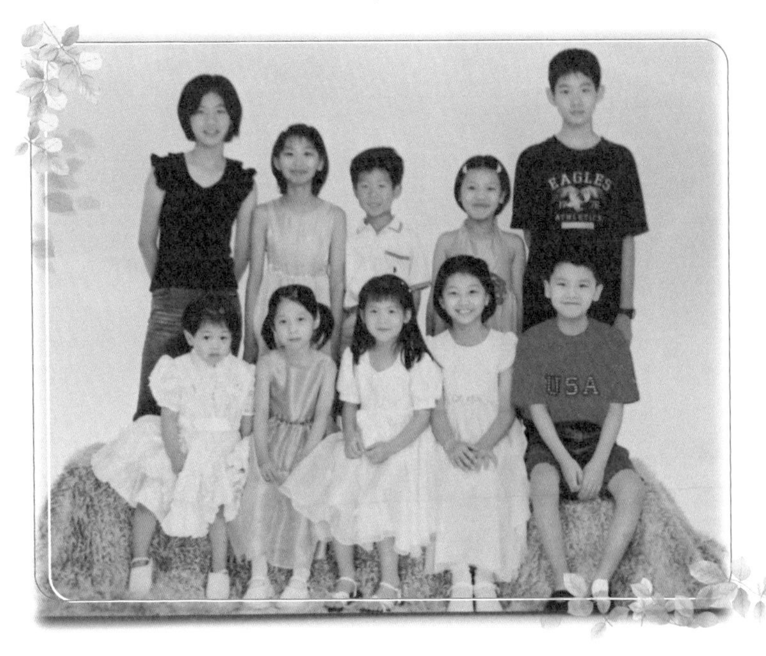

## 【模糊分野大人區】

吵鬧無休的孩子遊戲王國旁邊固定是麻將博弈檯，人數一湊齊便自動歸位開桌練肖話，就是大人的運轉模式。

隨著孩子們逐漸轉為成人，博弈與遊戲地帶隱隱模糊，不再有分野。

孩子從奶娃時玩麻將粒、偷練麻將到光明正大呼朋引伴上桌；大人三不五時湊過來遊戲場插花、玩撲克牌、講冷笑話凍結全部孩子變撲克臉，或逗弄孩子哇哇叫滿場追打也成為常態。

廚房組則是姑姑們的天下。她們一大早直奔市場採買奕勝想吃的竹筍、爸爸愛吃的西瓜、表姊的海鮮、姑丈的牛肉……等等。

邊揀菜洗菜邊等人到齊。聊聊孩子唸唸另一半。有的主動去打點晚上過夜的床鋪或打地鋪，佔地小小的姑姑家空間總被利用殆盡，又擁擠又溫暖。或是想想等會兒家族大小可以一起看的院線好片……之類，務必善盡地主之誼。

說起來人生如戲，冷暖世間。

文照爸爸年輕氣盛時失去雙親，脾性險些失控走入歧途，幸喜感情深厚姊妹們，也就是奕勝姑姑們，互相扶持依賴長大成熟，而下一代又延續平輩親愛好感情傳承，讓他欣慰而感慨：

「我的好姊妹，她們是我這一生最大的力量！」

奕勝猶清晰記得葉克膜手術前一刻，姑姑們匆忙趕上，在加護病房道珍重那忍淚勉力打氣神情……

這一幕幕真情人生，或歡樂或感動重頭戲，是奕勝與病魔搏鬥的充電能源。捨不得落幕，亦是他永不放棄生命的重大緣由。

## 【小時光確幸】

聽著奕勝與姑姑家族的交流故事，有種望著沙漏流動，尋常小時光的確幸感，心嚮往之。

覺得看到一座人生縮影攝影棚。

每隔週上演溫馨小品，型態分別像是：遊戲區的〝天才衝衝衝〞綜藝節目；博弈區的〞財神樂翻天〞鬥智節目；以及廚房餐桌電視區、乃至１００公尺外的超商區都是〝親戚不計較〞的長壽家庭劇場。

奕勝頗樂於在戲如人生中找到趣味。

因此決定仿效影劇圈慣例，請奕勝當司儀發言，頒獎給箇中鮮明主角，感謝他們牽成今日既熱鬧又溫情的遊樂園局面。

## 【頒獎典禮】

嗨，我是主持人奕勝。

首先頒發－﹙禮物王﹚。毫無疑問是住美國的三姑姑當選～恭喜！

獲選理由完全不排除有重要評審，也就是奕勝本人我大大加分。真的超愛三姑姑每次帶回來美國限量版的鋼彈、樂高機器人，還有特別帥氣有款的衣服褲子糖果等。而且每個人都有禮物，三姑姑簡直就像驚喜連連的聖誕老人！

嗯…接下來的︹孩子王︺，可能要由大姑丈跟二姑丈辯論三回合對決…因為我們孩子真的分不清，是愛偷捏昱綺跟表姊然後一路打鬧的二姑丈，還是一直在玩撲克牌時丟冷笑話的大姑丈比較幼稚？

他們兩位候選人，也是在奕勝小一時去日本走不動，代替爸爸輪流揹著我爬上小富士山的人！都這麼親切溫暖又愛孩子，誰得獎都好。

嗯哼！接下來的獎牌要頒給莫名其妙就一手好牌的昱綺。

真是夠了，你有看過麻將才剛砌好，大字還沒開始打，就刷！一下亮牌的嗎？她竟然是…「天胡」！聽說有人一輩子沒見過欸。

再來還有「天聽」「一條龍」「八花牌」…超多台數的大牌都她拿下！玩「大老二」還一次抓三張二！沒天理的︹出運王︺，恭喜昱綺啦！

這一位很會動腦筋，差不多我們孩子玩的遊戲都是在她腦袋瓜裡。恭喜︹提案王︺大表姊婷婷～鼓掌通過！

咦，她不在喔？對厚，她出門去買下一檔桌遊，所以大表姊同時也榮獲一直順便幫忙大家買東西的︹貼心王︺！

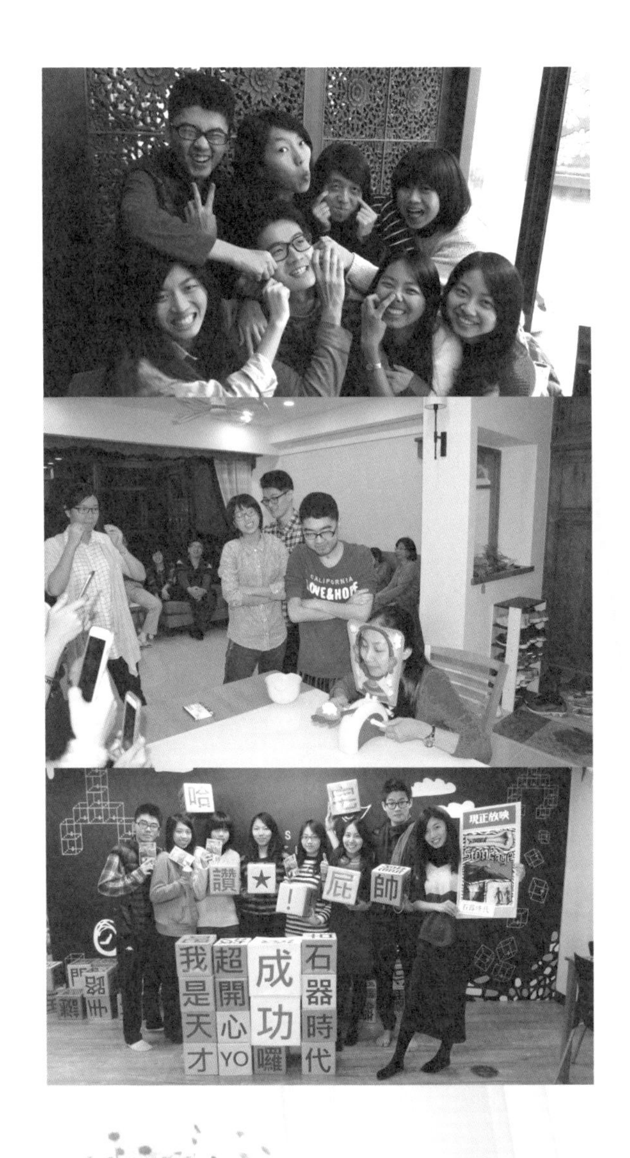
CALIFORNIA
LOVE&HOPE
哈
宅
讀
★
!
屁
帥
現正放映
石器時代
我是天才
超開心YO
成功囉
石器時代

還有一位同時入圍兩項的是大表哥力中，恭喜拿下︹遊戲王︺跟︹反應王︺！雖然有時候要看種類，像對打的電動遊戲王可能是奕勝我險勝啦～不過力中哥哥在各種運動反應真是靈敏啊！當之無愧！

好啦，其實我也拿了兩項是︹邏輯王︺跟︹美食王︺。我自認邏輯推理從小就不錯，但美食王…好像是媽媽阿惠勉強封給我的吧！她覺得我在廚房處理食材太龜毛挑剔了，呵呵～

接著下來這獎項會有爭議喔。︹逃避王︺是二表姊景儀跟三表姊家昀！不要嘟嘴，誰叫你們每次怕被處罰就變快閃族！

最後一個應該是終生成就獎了。事由從我小五講到現在，都十幾年了大家還歷歷在目。就我們出遊都由我爸爸帶路領導嘛，結果去墾丁住民宿時，竟然四輛大車一路帶著開進農田！田梗！爛泥巴！

︵有人抗議︶喔對，不是全部四輛車，小姑丈那車比較睿智，在大路上等候，沒有跟著一頭衝進田中央。

我清楚記得啊！除了司機外，都先下車。小孩好興奮，想等下也許可以玩泥巴。大人笑話著準備等脫困後虧我老爸。總是發號施令的老爸那時臉紅紅的，說話結巴：「阿阿阿就…ＧＰＳ帶錯啦，很近了啦，就就…那裡了啊～」

前幾天老爸開車錯過一個路口又被妹妹拿出來虧了：「老爸還是聽十幾年前那個 GO阿姨的話，厚～」

所以這個獎毫無疑問啦！我的老爸黃文照先生，請上台領取〔田中大將特賞〕！

## 【未閉幕】

應該是掌聲如雷吧。

應該再經十餘年漫漫歲月也還拿來說嘴吧。就像時間讓孩子們長高，大人臉上多幾條皺紋，而台中依然是孩提故鄉一樣。

台中姑姑家有共通的世代回憶。

這群親愛的家人，把荏苒光陰長河，以笑意與濃醇感情凝凍團結，緩緩迤邐流過。

河面上粼粼波光，交錯倒映著互相掛心的、永遠的家人。

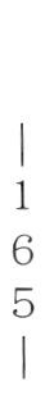

## 夥伴不散，淚光中微笑

**【話家常】**

會長黃爸爸站在農場門口，握手寒暄並暗自觀察到臨的病友氣色。每年約莫四五月是ＩＰＡＨ病友會盛事，來自全省北中南的病友相聚一堂，放鬆聯誼活動餐會聽演講…好生熱鬧。

２０１３年，正是奕勝移植肺臟後首次出席病友聯誼午憩時光，閒話家常，奕勝稚嫩童音聊起自己：

「就是要升二年級時，教室從一樓換到二樓，我想奇怪，怎麼爬一層樓就喘吁吁…」

**【夥伴】**

病友來自各行各業，例如重視孩子的郭老師，原本教安親班，本身也有兩個離不開母親的年幼稚子。

登山是一直以來的興趣嗜好，卻突然在三十歲那年爬得喘不過氣，日常生活上甚至在洗澡時暈倒，經確診為原發性肺動脈高壓。

先生職業是硬漢軍人，適時在此時發揮堅強與細膩面，一肩扛起照護病患與家計，並且在他們結婚紀念日時，送上此生第一束溫馨漂亮花朵，傳遞不捨與打氣給住進加護病房內的老婆，傳為佳話。

只是，郭老師二十四小時針劑注射讓她痛不欲生，還想到罕病不可逆，生命無常。加上最牽掛的還是孩子啊！她真擔心帶給孩子疾病因子，害怕無法陪伴孩子長大……每每念及，就與先生無言以對，淚眼婆娑。

**【感同身受】**

一路辛苦看顧奕勝，黃爸爸無論心疼或無助，最是感同身受，總會耐心好言相勸：「放心，這不是遺傳疾病，可能是個體的基因突變所引起。而且現今的ＩＰＡＨ藥物，不管是健保給付或藥物種類，都已非同十多年前的孤兒狀況。只要病友生活作息小心，配合醫師用藥跟檢查，無須過度恐懼。

你看，奇蹟奕勝在這兒，不就撐過來了嘛！」

奕勝一派氣定神閒。強韌度過當初醫界臆料那兩年，小朋友如今已是帥氣十足青年，還擺出耍酷姿勢拍照呢！

「我們一起努力，吃一輩子的藥並不足懼，許多如高血壓等慢性病也是如此啊！就來把這罕病變成像慢性病一樣，好好照醫生囑咐做，也能有品質的過一生，好嗎？」

文照爸爸常在勉勵病友時，不經意想起種種罕病無解題，「不可逆」現象形成揮之不去的低氣壓，「隨時」出現狀況讓低氣壓雪上加霜，對家人的難捨蘊釀驟雨成災，心情滴淚……

他懂罕病需要同理心，更需要一起打氣的戰鬥夥伴。

My Friend，再努力一點
我不想輕易地結束
因為，你的勇氣堅決
曾經站過懸崖的邊緣
總是不甘心生活累到連力氣都沒
還是要抬起頭，為你的未來戰鬥 （註）

**【掀起】**

說著說著，黃爸爸靈感一來，語出驚人

「奕勝，把衣服掀起來，給大家看…」

全場鴉雀無聲，志工小玲吃披薩的動作頓在半空中。

奕勝緩緩掀起藍色條紋上衣。

幕起時，先是兩個對稱如鴿蛋般深深的孔洞。

不容小覷的兩個洞。那可是台灣醫學史上兩種紀錄，由徐醫師團隊與奕勝共同創下。

一是型態，用中央型葉克膜，同時維持人體兩種重大器官－心臟與肺臟體外維生系統運作，以等待肺臟移植；另一件打破紀錄的是時間，同時創下台灣醫學史上置放最長久的葉克膜系統。

因為插入過於長期的葉克膜，時間刻劃深穴傷痕無法淡然。創紀錄也無法驕傲，卻是道不盡心情複雜。對家人而言，開創代表經驗值為零，時間久長意謂著感染風險高，不是嗎？其實是，痛心的不堪回首。

上衣再往上翻捲，滿場的病友跟家屬都驚訝呆視這揭露的上身胸像。開刀痕像兩條巨大的蜈蚣盤踞在變形扭曲的十字架上，橫幅擴及兩邊乳頭，長度甚至超過橫幅，那就是肺臟移植手術血痕啊！

底下觀眾傳來震懾之餘，難掩隱隱好奇與騷動。

## 【觀者內心騷動】

"哇！我只有肺臟問題，已經很難受了…這孩子當時，連心臟也快衰竭嗎？"

"他才幾歲啊？比我兒子還小吧？"

"我之前小不隆咚的傷口都逢合了１０針，他傷口又寬又長，怕是要２００針？"

"肺臟移植聽說是所有臟器中最難的？"

"就是啊～還聽說移植後也是超難照顧的？"

"葉克膜究竟是長怎麼樣？"

"發病時才八歲？天哪，童年怎麼度過的？"

"傷痕也太深了，當時一定很痛吧！"

"聽說住院住七八個月，也太久了"

"從這麼小發病，家人也很重要吧！真佩服～"

"而且很心疼，跟我兒子差不多大"

"傷口樣子，像十字架"

"因為他的病情比較複雜吧？"

"嗯，幸好有保佑"

"叫奕勝是吧？會長的兒子，所以才這麼勇敢嗎？"

"就是人家說的，虎父無犬子吧！"

"你覺得，我們也辦得到嗎？"

"可以吧～他那麼小都辦到了！"

……

年紀雖小，奕勝依稀聽到其他病友心聲。

沉痛的十字架…

不可測的生命力道。

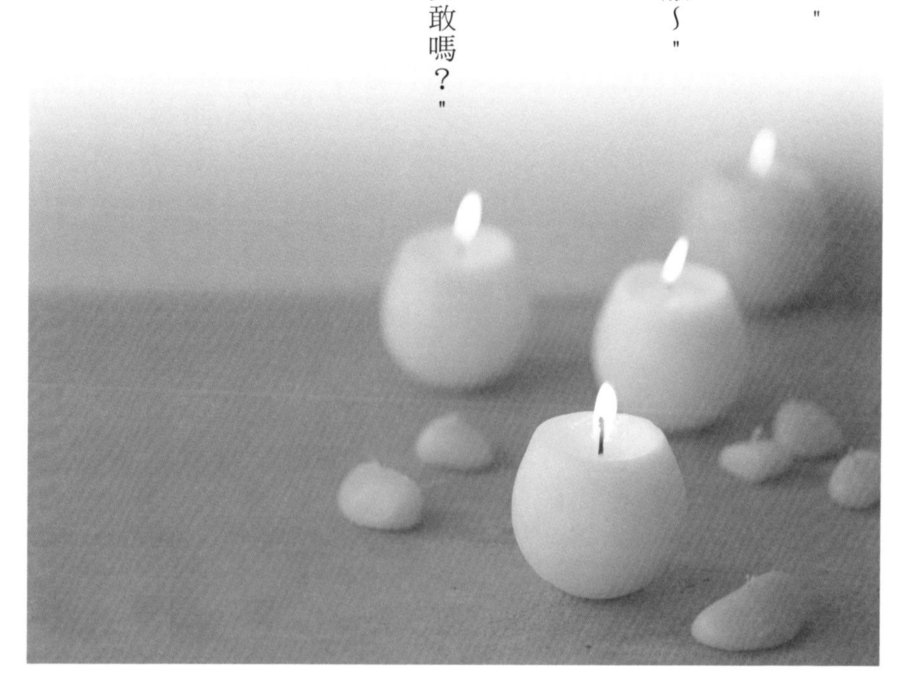

這場血肉之軀拉鋸拔河的重大賽事，見證奕勝小弟弟永不放棄終於逆轉勝的時刻！

靦腆的奕勝說他其實沒有想太多，單純只是為了想與心愛的家人，在同一個時空下好好生活而已！

奕勝很瘦，聲音也因為肺功能不全而中氣不足，但他這驚嘆之舉，彷彿小小太陽，讓人眼睛為之一亮！也為一身苦難的病友眼裡，注入微妙的信心光芒。

一位媽媽回想，那一剎那，奕勝莫名有種穿透魔力，完全不覺得他身形瘦小，根本是個小巨人來著~

## 【淚光中微笑】

來自中部的王姓病友，生性知足樂天一如奕勝，２０１４年底發病至今未滿三年，看得到鮮明的前後對比。三個稚齡兒子好動活潑，娘家婆家都疼惜她。發病前臉書上滿滿是與家族親友四處遊樂逗趣互動，總給身邊人帶來愉悅溫暖。

確診後一年，驟變始於驚覺自己有一半以上時間在病床度過。開朗的她習慣用笑聲面對病情，但是罕病ＩＰＡＨ造成生活上多變的殘酷現實，仍不時襲擊她。

天冷，她胸緊悶氣瘀，她用日式驅邪法，大聲吶喊：疾病退散！對於經常要驗血又難抽血的囧境，她的形容是：

「過了不到10分鐘後，一位護理人員進來，ㄜ。。抱歉，剛剛抽的血乾掉了，得再抽一次噢@@！因為，抽血時間太久了。。蝦米，暈倒了偶。。

只見這位女子快狠準！不到1分鐘就馬上抽完血（ㄎㄎ）薑，真的還是老的辣！！！！」

甚至消遣自己，奇怪，平時易喘，罵孩子倒是一氣呵成，臉不紅氣不喘~病情確實容易疲累，發病苦撐窒息難耐，但只要病痛一緩，你就看到她鼓舞病友的笑臉~

**堅持到最後，因為有你在我身邊**
**堅持到最後，因為有我在你身邊**

**一起流汗 一起喝醉 一起跌倒 一起大哭一場瘋狂流眼淚**
**一起微笑 一起凋謝 堅持到最後** （註）

## 【散會為了下次安心相會】

時光荏苒，雖然IPAH目前仍是無法治癒，所謂"不可逆"的罕病，但許多心性堅忍溫暖的病友，已從當初的惶惑不安，成長為安慰眾生的動力光源。有的是症狀小老師，有的在病痛得以控制時成為醫院志工…等等。這樣的無私分享與鼓勵，總為IPAH病友與家屬，點燃樂觀希望。

散會了，身為病友會會長，黃爸爸感慨萬千，看著這些勇敢的病友們，蹣跚走著艱辛的這條路，他並非醫生，但他看到，是意志力加上互相扶持交流才能在罕病煎熬荒漠中開拓出甘泉啊。他衷心感謝病友們！

陌生的肺臟，新生的空氣。

農場近黃昏微風徐徐，好像緩緩嗅吸到青草的氣息。

奕勝仍下意識摸了一下過去揹了十年CADD機器原先的位置，愣住一會，低頭笑了。

（註）出自Your Smile/四分衛歌詞

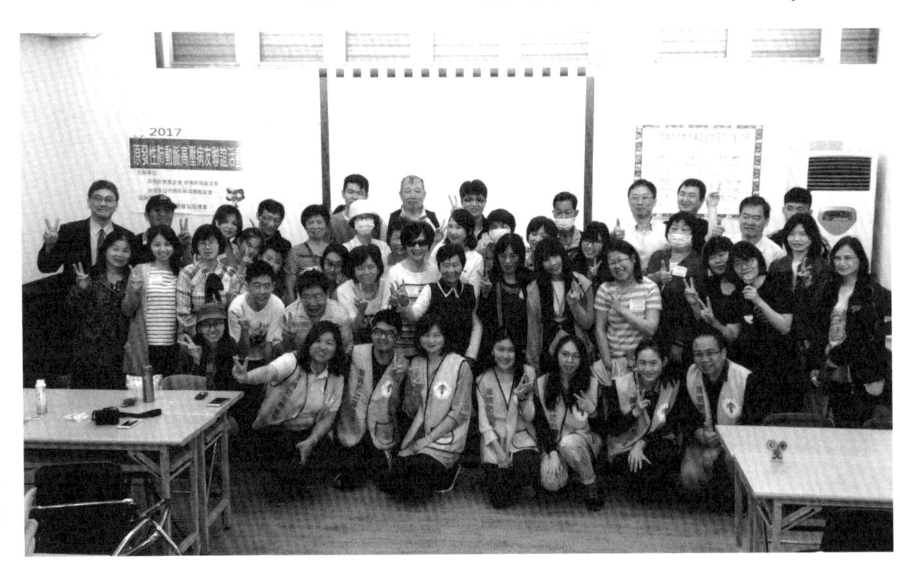

## 助人向日葵－苦中樂秘笈

### 【助人正能量】

「我要請問您，有沒有活下去的目標？」對著年紀大他兩倍有餘的李媽媽，奕勝像個小老師一樣問問題。

「我：：沒想過：：」

「您一定要有目標，衝著那個目標堅持，就能像我一樣，過關。」

燦爛的笑容＋勝利V手勢，奕勝總帶給等待肺臟移植病患滿滿正能量。

罹罕病IPAH至今十五載，肺臟移植成功後，奕勝不只是資深班長，他還是台大胸腔科主治醫師徐紹勛醫師叔叔的「模範生」。

常遇到對於已肺臟衰竭，除了移植並無退路，卻仍然猶豫不決的病患，徐醫師叔叔會說：「奕勝，去跟L病患聊一聊吧。」

就這麼酷酷一句，不多交代，回來也不過問。

仁醫想讓病患安心，直覺奕勝開口，與病友之間心情交流，勝過醫生身分能做的。

猜對了一半。另一半是，除了心情分享，奕勝有更深入解析。

## 【助人，有心有技巧】

奕勝所面對的，多數是中年婦女，只有一位案例比他年紀小。這也符合IPAH統計，好發年齡位於30~50歲婦女的調查報告。

人對於未知總莫名擔憂。奕勝說，通常他們最害怕的情緒來自開刀及復健。透過過來人分享，了解越多越詳細，心越安。

奕勝會先問患者目標，再跟對方分享移植手術後的好處。對奕勝而言，目標及術後好處是一體的，

「就是，跟家人好好在一起啊~

手術後，可以騎車，可以上下樓梯，自在去想去的所在，很自由，漸漸穩定，看到家人越來越多笑容，寬慰而安心！」

「不會疼痛、辛苦嗎？」患者仍憂心忡忡。

「會啊~麻醉褪去會痛，復健也會辛苦…」奕勝不打誑語。

「可是，現在　著，日常生活也是不舒服呀？是不是？」

「先有目標，然後想想癒後，好像綑綁的束縛，解除了，自在生活。一切都值得！」

奕勝很有說服力。

他有時還會加碼：「你看，我那時比你更多風險喔~除了肺臟，心臟也衰竭欸。

徐叔叔跟玉玫阿姨都超厲害的。徐叔叔還到國外研習很久。當然他們說是因為團隊合作無間。

但不必多說，全台灣最強最值得期待，就是他們啦！」

奕勝理解完全正確。台大團隊是台灣最早進行肺臟移植的翹楚，並首創肺移植暨肺高壓特別診，是ＩＰＡＨ專科及心臟醫療頂尖權威。

雖然不諱言，跟其他深藏體內重大器官如心臟肝臟腎臟等相比，肺臟過濾空氣，與外部病菌因子接觸最為頻繁，自然感染比率較高，舉世皆然。

但以技術而言，根據最新出爐的衛服部健保署健保給付器官移植統計，台大醫院高居全台灣肺臟移植成功比率榜首，且遙遙領先後位。手術專業無庸置疑。

徐醫師叔叔對小小奕勝語氣是半哄著他，對青年奕勝則是勾肩搭背朋友般商量，多年來合作他明瞭，毋須多叮囑。

他們之間無言交流的，是信任。

## 【助人向日葵】

有時候來到病房，若患者一時烏雲密佈，會和媽媽雅惠一起痛哭失聲。

敏銳如奕勝一覺察負電陰霾指數快要嗶嗶嗶響起時，會即刻樂活正念頭神救援拉回，絕不讓負情緒蔓延。

「吼！我們家阿惠就是想太多～」

「蛤？阿惠是⋯你媽喔～」

李媽媽一聽到他這樣稱呼自己媽媽，破涕為笑，忍俊不住開始討論現代小孩對長輩的怪怪想法。

讓兩位媽媽說說話吧。奕勝懂得適時隱身。

他了解小孩永遠是天下媽媽的心頭肉。

病痛已剝奪太多樂趣，何苦再用失落情緒雪上加霜？能正向時，絕不對負向低頭。

喜歡讓溫煦陽光露臉！

這是奕勝的信念，也是醫院護理師總是以「向日葵」意象大大歡迎他的緣由。

## 大愛獎－榮耀的桂冠

那天，想起來是特別耀眼的日子。

黃家全體，要進入台灣最高首府總統府邸，接受三軍統帥總統授獎了！

２０１４年八月，歷經全國各界單位審慎評估，終於確認年度名單。黃爸爸黃媽媽由罕見疾病基金會舉薦，獲頒傑出身心障礙者尊長至高賞—「大愛獎」！

心中充滿飄飄然的榮譽感，低調的黃爸爸開心但不知如何形容，只聽見身旁的台商朋友大呼：

「哇！好牛逼啊！

國家領導人要頒獎表揚你們欸！」

從沒想過，昇平時期，也能從總統手上遞交如勳章般光耀門楣的獎章。

那陣子，黃爸爸一直在跟天上的爸爸媽媽說話，總覺得，他們一定會以他為榮！

**【得獎的是－生命轉彎處】**

世界榮譽的桂冠，都是用荊棘編織而成的。

—英國作家卡萊爾

獎牌背後，辛酸走過不知凡幾。

奕勝確診罕病ＩＰＡＨ約兩年左右，家裡總圍繞著愁雲慘霧，話題不脫林林總總、莫名不可逆症狀。

黃爸爸黃媽媽下了重大決定，不再擴充專業，改從事更有彈性時間的保險業，盡可能陪著預料來日不多的孩子。

然而這真不是黃爸爸當初的萬丈雄心啊！

一日夜深人靜，弦月高掛。騎摩托車回家路上，竄出一狗影讓黃爸爸閃神煞車。

想到方才保戶困境，以及等會兒回家孩兒的衰弱，讓他悲從中來，內心長嘆，難道我的人生定位就要侷限在醫院與家裡？我的事業版圖壯志未酬啊！

一個心底深處對話慢慢浮現：可是，大事業目標終究為誰？

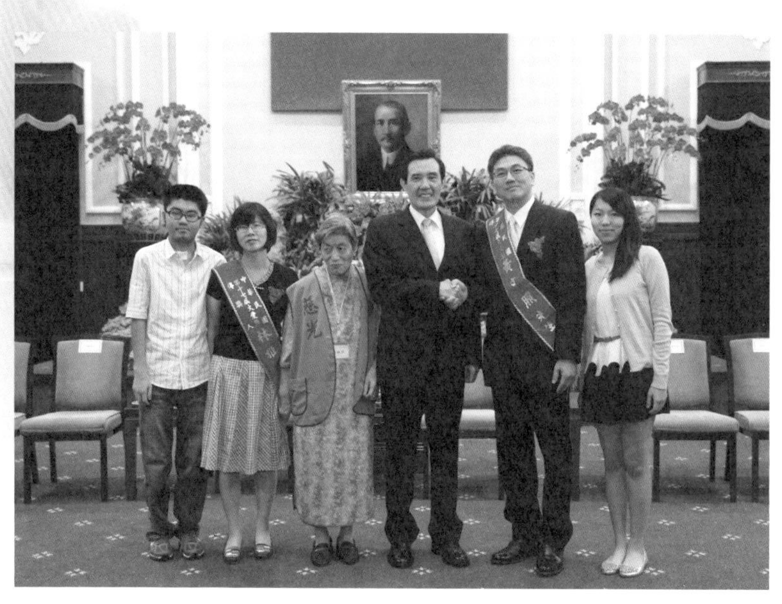

是家人！他們才是你最重要志業吧！肯定句。讓念轉心定。

黃爸爸自此事業考量完全以家庭為重。

個性未改，依舊是追求卓越與全力以赴，於是轉途成就照樣斐然。

轉業以來得獎連連，自年度新人王、菁英會員、百戰天王、師徒薪傳、紐約之鷹、國際龍獎、MDRT…等等，甚至遴選為理財周刊專訪人物。

也因為奕勝罹病，他從摸索到熟悉IPAH，多所參與罕見疾病基金會舉辦活動，並與病友吳彥竹老師並肩爭取病友權益，頗受好評。

2011年，更以「全心全意照護家庭，積極參與公益事業」事蹟，榮獲全國慈悲楷模表揚。

猛然一回首，有苦笑，有安慰。

苦笑的當然是不可逆的惡疾。

安慰的是，事業也許不在預期計畫裡，但堅持的歲月，仍回報了他們的努力。

## 【得獎的是－永不放棄生命力】

奕勝所獲獎項殊榮，不遑多讓。

從爸爸媽媽幫他收好的獎狀匣中，顯出小二到國小畢業時，領取多張成績優異獎狀。不過，謙虛的奕勝覺得自己讀書不夠認真，當真不記得這方面得獎。

只記得畢業時榮獲「生命鬥士獎」，當時與老師同學聚餐吃牛排，話別，離情依依。

上國中時，他的故事細細在朝會時與全體龍山國中同學分享，名為，"我愛生命中的每一天"，提醒大家以奕勝為師，珍惜生命中，平凡的日常生活。

同時，他亦榮獲首屆台北市教育局頒發「98學年度 局長教育關懷獎」奕勝很開心數度得獎。

惟每回臨上台，他的真實得獎感覺都難掩情緒「好緊張阿~」最高興的莫過於隔年與文傑同時得獎。獎項是「傑出才藝獎」，文傑則是長年來，固定每週陪伴奕勝的情誼，獲致「友善扶持獎」。

猶記當年媒體大陣仗採訪他倆，奕勝一度心臟不適，需休息暫停一下，兩兄弟從靦腆互虧，立馬互相關懷扶持，讓人記憶深刻。

那次，也是奕勝最珍視的紀錄。

珍視的，與其說是獎項，更在意一生一世的患難之交。

這次，元首頒發獎項致父母，奕勝一併出席毋須上台，他的好奇心遠超過緊張。

## 【大愛獎當日行程】

一早便有來自全國各界獲選「大愛獎」的十組家庭，齊集在中正紀念堂。

爸媽跟昱綺慎重其事着上訂製正式套裝，奕勝穿起整齊的襯衫，一家人興奮不已。

奕勝特別注意到接駁專車非一般遊覽車，而是方便殘障人士上下的復康巴士。

一行人魚貫通過安檢站，來到神聖殿堂總統府。

府邸巍峨挑高，帶著中式深沉典雅。奕勝新肺臟呈現穩定狀態，他決定自行緩緩走上二樓禮賓廳。妹妹昱綺跑跑跳跳，時前時後報告驚奇大發現：「府裡站崗的衛兵好英挺專注，我在他面前比ＹＡ！他都沒分心欸～」

爸媽坐在禮賓廳圈椅上，審慎啜著細緻蓋碗茶湯。想像友邦外交官也是同樣坐在這裡招待，背脊不禁挺起，彷若自己正跟國際機要人員介紹－牆上掛照是我們偉大的國父⋯一整個榮譽心大起！

昱綺趁機會難得，覷空提問漂亮端莊的司儀，如何才能達成高水準的總統府司儀標準。

一陣小騷動～

總統馬英九蒞臨達至全場高峰！

他親切地與每位在座人員一一握手。黃爸爸手上攢力，發現總統握手更強而有力！不禁默默佩服。

總統堅定而簡短報告，感謝中華民國第１７屆「大愛獎」傑出身心障礙者尊長得獎人暨家屬及志工，除高度推崇得獎人展現的大愛精神，並強調政府會持續落實對弱勢朋友的照顧，以打造無障礙的社會。

總統並分享十組得獎人的感人事蹟，表彰得獎人長期照顧身心障礙者家屬的辛勞與犧牲，讓人性親情的光輝照耀社會，殊值肯定。

特頒「有愛無類 慈光普照」獎座鼓勵。

頒獎後是各組合照留影時間。都說馬總統高大英挺，今日一見，名不虛傳啊！

黃爸爸一邊心裡讚嘆，一邊偷瞇掂量：我好像…還比總統個頭高一點欸！（暗暗點頭微笑）

總統親臨時間雖然不長，但留下美好印記，蝕刻在時光石上。

榮耀中，感覺"大愛"不孤獨，光之力量被重磅加給！

回憶至今的每一座獎項，黃爸爸只想高高舉起說：

「沒有奕勝，就沒有現今的我！」

就在今天！

格外重要而喜悅，關鍵除了元首致意頒授，更深刻的是－非個人獨得，這是一起表揚我們全家的獎！

頒獎典禮後，前往參觀立法院及餐敘。

由素有"小辣椒"稱號的副院長招待。全然無感她螢光幕前咄咄犀利態勢，只覺得氣氛和樂融融。

有趣的照相時間到臨。全家一下模擬發言台質詢、當主席過過癮，一下感受被圍剿的肅殺、演講慷慨激昂…當時在立法院留下不少可歌可泣，可留給後代子孫與有榮焉的話題與照片呢。

合菜午餐。奕勝謹記得照顧身體，頗注意食物，只客氣的單點了炒飯。送上來的是金字塔造型炒飯，這點妙趣就足以讓奕勝很歡喜~

單純童真的奕勝，念念不忘之焦點停駐在禮賓廳講台兩旁亮麗的盆景，以及致贈禮品中的可愛小熊花飾，久久。

一整天活動下來，奕勝累乏，回家及早就寢。

## 【殊榮之後】

問奕勝見過總統之後有不一樣嗎？他仍是一貫的從容淡定：「跟平常一樣呀，還是星期一三五復健。」

軌道回到日常。

榮耀是顆勳章，它無法代替你打仗，但它讓你參與的戰役閃亮，被肯定。

黃爸爸黃媽媽回顧以往，彷彿照顧奕勝的軌道持續摸黑走了好久好茫然…在殊榮得獎那刻，像遇到燭光數充滿的光環路燈，將過往的眼淚與心境，放亮。

## 夙願成真。人生非童話

### 【日本行－償夙願】

看起來大部分旅客，上郵輪的階梯，只是個通往遊樂世界的踏板，常三步併兩步快速通過，不當一回事。

這對於奕勝，可是一大步。

上樓梯，是身為IPAH患者大忌。

到日本，更是奕勝十幾年來遙不可及夢想。

肺臟移植之後一年多，排斥狀況一日比一日控制穩定，終於真的登上郵輪要到日本沖繩島了！

奕勝走得極慎重，心臟律動節拍器滴答擺動定速，一步一步爬上樓到船板時，他彷如登玉山頂喜悅。

和新肺臟相處融洽，呼吸順暢。甲板上頭的風，有大海和魚兒的味道，那就是新鮮的滋味嗎？他大口吸入。

船行微晃，不致暈眩。

比起無限量供應的各國美食，奕勝更迷戀暖暖的日頭，跟一望無垠的藍天大海。白日偶見魚群，夜裡漫聽浪濤。他深覺胸襟開闊，幸福感充臆滿膛。

歌舞團也很有趣。這種大型的戶外活動觀賞，往昔真是可望不可及。電動遊戲裡的畫面雖擬真，比起真人上演畢竟不盡相同。高空鞦韆讓他驚嚇指數激增，雜耍又讓他童心大發，咯咯笑不停。

乘風破浪，大船隔日抵達沖繩。

上次來東瀛是十餘年前，因為無力走動，幾乎是趴在姑丈背上觀光日本。

這次特別開心，用自己的腳踏上小叮噹以及柯南的故鄉，還有他愛聽的日文歌發源地！

沖繩海岸砂細淨白，南國椰影風情萬種。

每件物事都親切又新穎。藥妝、電器、食物、點頭打招呼的東方面孔⋯

只不過逛街對他來說，還是顯累。

就讓妹妹媽媽他們去興奮的瞎拼吧！

奕勝跟爸爸吃著丼飯歇歇腳，聽著店員"以拉夏依嗎謝～"聲此起彼落。

他很滿意，除了家人，尤其感激身體裡的新肺臟夥伴，帶他到如此遠方，見聞夢想成真的異國文化。

逛大賣場的家人大豐收，採買當時最時髦的水波爐跟大風量吹風機。成了奕勝回國後，最積極主動的家庭實驗品。

也許是出國太興奮，或是太久沒有這般外頭走訪訓練。第二天的參觀行程，奕勝聽身體說別逞強，他就待在船上看路人看風景，也是別有一番滋味。

體力好的人會覺行程不夠滿檔呀～

奕勝倒覺得，相比對從前連外出處處皆險途逆境，這次小小的旅行，天青海碧陽光燦爛，任他自由御風。

他像進入偶像小叮噹的任意門，終於踏上罹罕病ＩＰＡＨ十年來不敢奢望的出國度假。他衷心感念：

「滿足了！」

## 【日文學習魂，ＧＯ！】

日文，跟漢字似曾相識。跟奕勝更加關係匪淺。

從兩三歲，搖搖晃晃就會走到家中分色製版廠，那翻閱不完的日本黑白漫畫 ；到與文傑分享的感人肺腑動漫，當然也有數不清的分享電腦青春紀事；打擊不完的當道遊戲妖魔；以及或激烈搖滾或抒情心弦的偶像歌曲…在在牽動奕勝的日語學習魂。

新肺臟讓他不再拘泥在家教育。

他報名社區的日文課程。

期待又怕傷害。踏入教室一看，甚多彌補年輕就學遺憾的阿嬤，他多慮了，奕勝可是裡頭超級受歡迎的年輕人。

雖然會不好意思，但直呼奕勝「小鮮肉！」者大有人在。甚至昱綺被誤認成女朋友，都是對奕勝來說，愉悅的互動過程。

奕勝本性與人為善，親和力十足，不過受病情框制，多半侷限醫護人員與家族。這段每星期一次，路程短短的人際關係，他珍惜而積極。總覺得，往世界接軌的月台與車站，正逐步架構延伸。

**【人生非童話】**

真的很希望，故事就此畫下句點。可以報告老師：奕勝和他的家人，從此過著幸福快樂的日子。

可惜人生不是童話。

奕勝的苦難，仍在行進中。

## 矛盾溫情護理站

沿着白森森牆壁往前，日光燈在輕鋼架天花板上無變化發亮，除了塑膠皮沙發上有疲憊的家屬打盹，這裡似乎沒任何改變。

畢竟這裡是醫院，不是景點。

進來的人非痛即傷，很難心情雀躍吧。

奕勝勾著媽媽的手，慢慢走向台大醫院八樓護理站。

兩年未踏上胸腔科病房了。

曾經，好脾氣媽媽軟弱無力跟爸爸埋怨說：「討厭醫院！再也不要到醫院了啦！」

今天是有史以來第一次，她與奕勝心甘情願，漾著笑意走進胸腔科病房樓層，心情像回來探望老厝邊。

「奕勝？是奕勝欸！」櫃檯裡眼尖護理師認出他們，話語激動了點，一位推點滴穿睡衣病患轉頭看了一眼。

一時間，護理站裡頭的，走廊剛量完血壓的，對門本來低頭填資料的…護理師都往奕勝母子這裡快步走來，壓低音量但壓不住內心的驚喜。

「奕勝你來啦！」

「現在氣色好好！」

「你變胖了。這樣好看！」

「不用助行器啦？你走一走，我看看」

「欸（向對方揮手）快過來，是奕勝回來了~」

她們了解，一般離開的病患跟家屬，恨不得逃脫醫院越遠越好，會回來探望護理師的，是稀有品種。

奕勝跟一般人不一樣，奕勝很單純、很惜情。

**【矛盾】**

這次是奕勝肺臟移植近兩年之後，首度踏上這曾經熟悉到像走灶腳的胸腔科病房。新肺臟目前健康穩定。奕勝很珍惜。

之前十年，因為凶險罕病ＩＰＡＨ，他在這裡進出頻繁，說是每個月都來報到也不為過，有時甚至住院期一耗就十天半個月。

雖然身體折騰時度日如年，但奕勝全家人曾經以醫院為家，算算這些親切的護理師不就等於老家的老鄰居？

久住，輪值班表屢屢轉了好幾回，奕勝跟媽媽認得這裡的每一位護理師吧~

奕勝笑臉確認沒有新來陌生的護理師姐姐，便任由她們好奇打量，在他身上拍拍、抱抱、握手，有時還像模特兒似的走上幾個台步。

對要求來者不拒，他知道這是釋放好意，也懂她們總是面對病患跟傷口，種種負向而需負責的壓力。

方從拐角轉進的L護理師一個箭步衝到奕勝面前。

該說她心直口快，還是心思細密呢？L護理師臉色表情變換也太迅速。她先開心抱著奕勝大聲說：「好久不見了！好高興看到你！」

瞬間一凜，突然變臉正色道：

「你…來病房幹嘛？不會又…不舒服吧？」

雅惠媽媽心裡一陣感動。

她懂這種矛盾，有感情才有的矛盾。

第一時間看到奕勝，像見著老朋友或弟弟，自己內心真是愉快。突然再替對方想：啊！這裡可是醫院，如果他有病痛來就診，或是來探視生病親友，那就令人擔心了…剛剛開心的表情，也太不禮貌了~

敏銳如奕勝察覺了，但他一派輕鬆平常語氣，呵呵傻笑說：「現在很舒服啊！只是來看看你們。你們今天吃什麼？」

引起哈哈大笑，大夥兒一起跌宕入與奕勝相處回憶。

**【回憶湧上心頭】**

常常見面，護理師們把奕勝當鄰家小弟弟看待，不像對一般人要維持專業度會避諱家常生活話題。

有時好不容易午休空檔，護理人員一邊伸懶腰一邊研究討論要叫雞腿還是素菜便當時，奕勝的大頭會突然冒出來：

「今天中午要叫什麼好呢？我也要跟你們一起吃！」

嚇一跳護理師被逗樂了。

哈哈，歡迎喔~只要徐醫師那一關說好就好！」

這就是奕勝可愛之處。精神好時，他總在病房外輕鬆散步如逛大街，跟每個偶遇的人說說笑笑。

良善溫暖，見到面總是嘴角上揚，回答問題一定誠意以赴，知無不言。這些特質，使他成為人氣王。

媽媽常笑說：看奕勝逛一圈要花好長一段時間，還以為病房區忒廣闊咧~

溫度，是人與人點滴之間，互相送暖累積而成。

身處急重症病房，難免遇到其他病患情緒緊繃焦躁，狀況百出。護理師經常需緊急處理病患身心障礙關卡。

一俟雜沓狀況解除，護理師總惦記關心奕勝與媽媽，殷殷詢問是否受波及。

別忘了奕勝還有一長才是歸類與邏輯。

有一次因病況變異，護理師詳細說明換藥及因應措施。

雅惠媽媽搞不清楚為何Ａ藥不能與Ｂ藥混用，除非是出現Ｃ狀況時，且要時間間隔Ｄ以上，因為理由是ＥＦＧＨＩ⋯著急的媽媽一時茫然。

一旁的奕勝清清喉嚨，慢條斯理說：

「厚，阿惠，我整理給你聽～」

「早上用藥是九點，就原先的紅色＋白色。

現在增加的是半顆黃色，要十點之後吃。

如果有Ｘ症狀，就告訴護理師姐姐，她們就會算好時間拿綠白色膠囊進來。

沒拿來就不用想太多囉⋯」

前後邏輯清晰，條理分明，兼具安撫作用。

護理站所有姐姐全笑意盈盈稱讚：

「奕勝你好厲害喔～」

奕勝眼神犀利，兩手一攤，毫不謙虛地說：

「是的！真沒辦法，我就是這麼聰明啊！哈哈哈～」

誰有辦法抵擋奕勝的聰慧幽默呢？站內一陣哄堂大笑，還得彼此提醒勿笑太大聲。

## 【最美的風景】

母子倆抬槓拌嘴是常態，也是護理師們的好心情調味料。

媽媽神色放鬆，瞄了奕勝一眼笑笑搖頭。

她毫不在意奕勝對母親沒大沒小沒用敬語，她看到奕勝在溫馨玩笑間，展現的元氣，那才是她最在乎的。

經常緊繃的護理站，頓時迎來一陣和風。

護理師目送母子手牽手緩步離去，直至轉角。

剛剛笑太大聲，體力有點匱乏，奕勝輕輕把頭靠上媽媽肩膀。

柔和光點灑在倆人相依背影。

一位護理師形容：「這一幕母與子手牽手慢慢走的溫柔畫面，是病房最常見也最美的風景！」

凝重的病房走廊常似陰雨天，可是只要奕勝一出現，好像在他身旁圍繞的氣場莫名改換。雨停了，雲散了，陽光開始露臉了……喔～是錯眼，疊影圓圓太陽公公的，是奕勝圓圓開朗的容顏，散發暖暖的光與熱。

另一位R護理師姐姐，太喜歡奕勝，簡直就把他當成提神飲料。她說：「Ｙｅｓ！一看到奕勝就心情超正向，又有力量可以上班了！」

## 【流連於人心】

在新肺臟穩定之後，在腫瘤作祟之前，奕勝和媽媽不時會回八樓胸腔科病房看看舊識，有時會回四樓加護病房聊一聊。

當同齡的人大部分是在校學習，這裡是奕勝跟家人學到最多課題的地方。說實話，病魔如此無情，醫院從來不是適合回頭敘舊的地方。

惟有駐在裡頭的人心，這些有愛有溫度的醫療護理人員，能讓人腳步和緩不致張惶，流連回返。

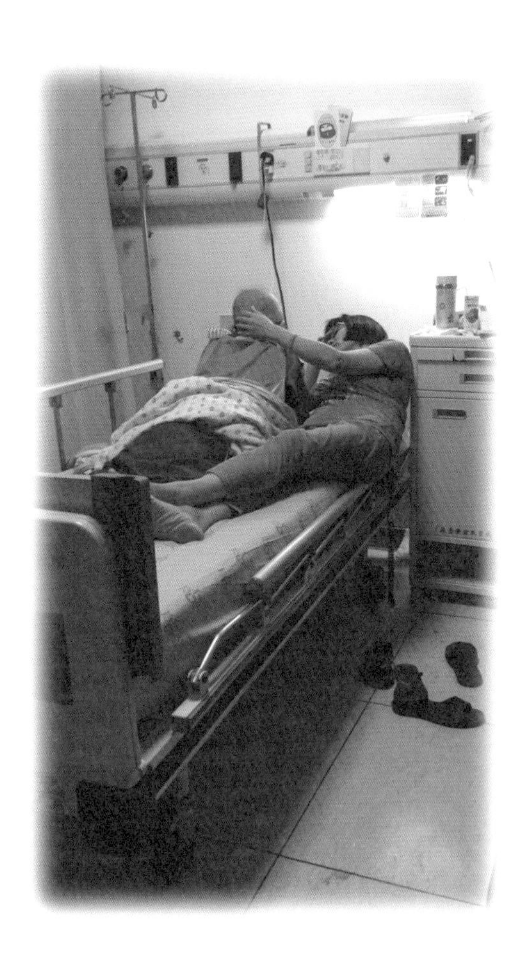

## 後來都懂了－苦中樂秘笈

小時候看世界，好多事
看起來很痛
看起來嚴格
看起來不公平
後來漸漸，懂了

### 【看起來很痛…】

奕勝罹病之前，絞盡腦汁不想去安親班，會打人啊~聽說。他哭鬧著求爸爸別送他去，他哭訴拜託老師．．．怕會痛啊~算一算，他從未被安親班打過，一次都沒有。所以後來他歸納真相是，痛不痛他其實不懂，莫名害怕。

ＩＰＡＨ確診後，為了各項檢查需注射，他的血管又比同齡孩童更微細難尋，不管是心導管、抽血、點滴…經常多挨針再找再注射。

過程中他漸漸了解，勇敢或哭泣都一樣得歷經疼痛。大哭反而喘息更加難受。

那幹嘛以前連藤條都沒見到，早已嚇到皮皮剉？難道，怕的並非皮開肉綻，只是害怕自己的想像？

當針筒迫在眼前，他眼一閉牙一咬，痛一下之後，他的心肺又可以舒緩好幾個小時。聰明的他想，痛感固然難免，面對好像容易紓解，背對臆測則會讓疼痛加劇。就像影子總在背後。害怕陰影，那麼就面向陽光囉！

## 【看起來不公平】

起初在家教育時，奕勝隱約知道自己生病，尚不了解是罕病，內心直覺許多人事物都不公平。

特別記得，有一次爸爸買洋娃娃送妹妹時，他悶悶不樂掉頭回房間。一直覺得，我並不要求一樣的玩具，但為何我沒禮物？

然後想，我還生病欸～為何如此不公平？

回房間越想越委屈，啜泣至累乏睡著。

直到有一天全家在客廳看電視，爸爸對妹妹昱綺說：倒杯水給哥哥吧。這現象其實常見，但妹妹那天嘟嘴不情願，小聲說，誰是哥哥啊？

奕勝才猛然被敲一記腦門。對欸，我是老大，應該是照顧的人。我以前帶她上學，告知她學校種種，現在竟然是她照料我喔？

他開始放在心上觀察。

爸爸下班很累，但仍然花精神督促他看書、寫心得。媽媽會買遊戲機給我，也沒買給妹妹，還會叫她幫忙擦桌子整理家務…她回家功課忙不完，我是哥哥，還做的比她少？

公平這道理，怎生計較得完？

論時間，爸媽常陪我，而妹妹大半在保姆家 ；論禮物，說實在只是種類不同，我得到的相當好；論家事，該一起做的，我相較寬容度大一些欸…

林林總總，愈較真衡量，愈覺不公平－我得到的，是不是比別人，多很多？

學會看懂公平有相對性，愛很難稱斤論兩。

奕勝胸懷越寬，也越真切感激家人的愛。

**【看起來嚴格】**

如果你是網友，你不會相信奕勝學校只上到小學，因為他打字迅速、文筆精準、遣詞用字極符合時事脈動。

如果你是電腦生疏的長輩，你會佩服從未上過電腦課程的奕勝，他正在用ｏｆｆｉｃｅ軟體幫襯做生意的親戚做財務報表。

一切緣由爸爸的嚴格要求。教育，不能因生病而停滯。

甚至當政府在家義務教育期限屆滿時，爸爸致力爭取認真教學韓老師留下，盡可能讓奕勝繼續多方學習。

奕勝在家時，每日必需閱讀書籍，佛經、宗教、生命…等等。鬼混難以通融，爸爸嚴師要求心得報告跟進度。

曾經耍賴，亦曾有親友說項，都只能一時得逞，終究還是得乖乖每天花時間增進程度。

當然有時罰站不情願，也會摸魚。

但時日一久回頭瞧，累積效果如滴水穿石驚訝眾多人。

還有看起來寡言的妹妹，雖心疼哥哥，也加入督促不放鬆行列。

時而是復健資訊，有時是保健新知⋯她以年輕人熟悉方式吸納及過濾知識，提供給哥哥，不時看情況叮嚀奕勝別偷懶。

奕勝小時，只看懂媽媽那種溫柔的、隨時可以依賴的愛。

之後被許多人誇獎程度好，他日漸懂了爸爸嚴厲之下的愛。及長，對於妹妹嬉笑打鬧語氣中那種酷酷的愛，他也調整天線頻率，接收到了。

奕勝以耳力自豪，隨著長大，他靈敏度越來越高。

當他把看起來疼痛、不公平、嚴厲的表象，聽出弦外之音，淘洗其中愛的真金比重時，他悟出身體雖苦，心裡自惱已輕簡許多。

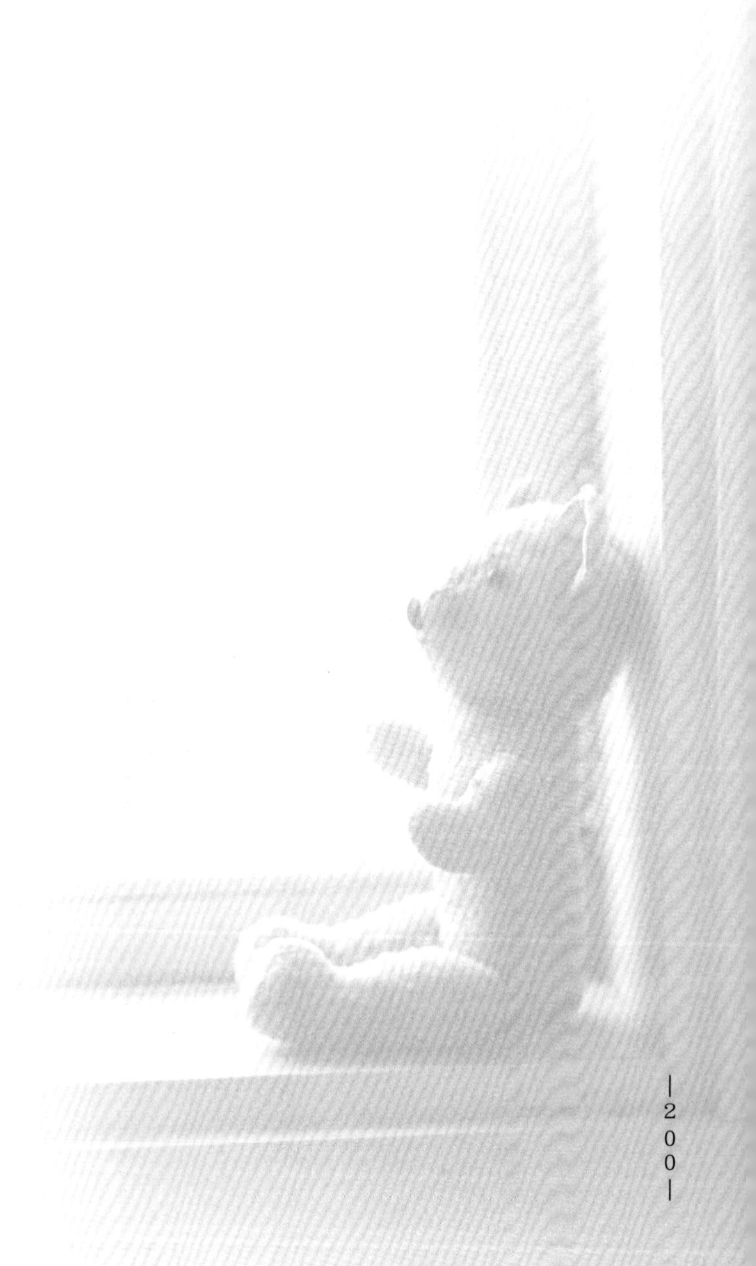

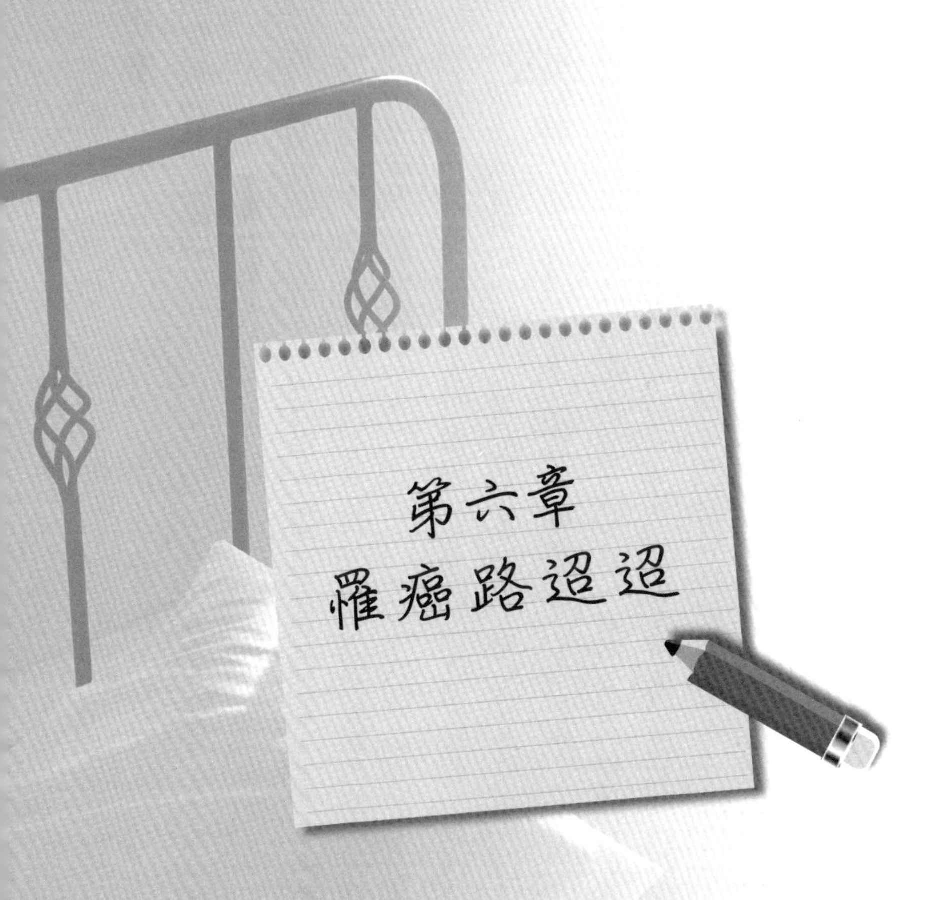

# 第六章
# 罹癌路迢迢

## 病變

### 【當病變成癌症】

2016年九月份。

原以為只是例行檢測，三個月前一切安心健康真好呢！奕勝和媽媽說說笑笑走進醫院。

四年前換肺之後，奕勝真的用心計較得之不易的健康肺，他牢記移植護理師玉玟阿姨所有的叮囑，瑣碎細項一樣也難不倒他。

例如關於能吃的蔬食、水果，剝皮的無皮的削皮的…其他人還搞得七葷八素，他早胸有成竹一清二楚。還有藥物，絕不可遺漏或減量，萬一發生時的作法，以及身體可能產生血液感染的變化及照護。更別提多如牛毛的照護小細節加上心理保健。

在換肺第一年他仍然不時有慢性排斥症狀，有時看似初期感冒症狀亦需住院多加留意。從第二年起像新好肺元年，他一天比一天穩定舒服，開始赴日旅遊、每週上課學日文、在病友會活動還活潑上台帶動唱跳呢！一切都在控制之中。

所以那天切片檢查，大家都愣住了，包括奕勝自己。

當年肺臟移植時的攪局者─褥瘡，蟄伏四年之後，竟以變本加厲之姿，重新侵襲奕勝，狂亂令人猝不及防。

褥瘡已病變成「鱗狀細胞癌」，且進展至第三期，亦即病灶穿透表皮，附近淋巴結已受到侵犯。

才剛熬過號稱「心臟之癌」ＩＰＡＨ的窮山惡水，怎麼不治之症還不放過這個善良美好的孩子？

「這是器官移植的〞不可預測風險〞」徐醫師也不勝惋惜的說。

從今爾後，不只是胸腔外科移植問題了，得與腫瘤科醫師會診，才能好好平衡治療奕勝再次被侵襲的身體。

**【靈犀】**

幾乎是同一時間。

一向關注奕勝家庭的罕見疾病基金會心理衛生專員Ｍｅｇ，手機同時響起。

那頭是奕勝父與子。爸爸泣不成聲，奕勝強作鎮定。

在得知奕勝的褥瘡病變成皮膚癌那個夜晚。

錯開的空間裡，父子同時記掛著對方。

爸爸說：「竟然再患…不治之癌症，我是大人都無法接受，奕勝要如何承受，Ｍｅｇ您能來安慰、平撫奕勝的心情嗎？…老天到底要給孩子多少折磨啊～」

而奕勝也說：「Ｍｅｇ阿姨，我…還好，但是這一得癌症，不知還能走多久。最擔心爸媽跟家人，尤其是媽媽。媽媽又哭了…拜託你好好照顧他們…」

無言哽咽。

不捨之情讓每個人一再崩潰。

這麼拼盡心力去愛惜守護的家，無憂的天倫夢只有短短三年多，又將被掠奪夢碎嗎？

據說，相愛的對方，遇重大事件會在彼此心靈投影，互有靈犀心意相通，為了更恆久相守。本意良好的默契，此次為何如此令人心碎？

## 【平衡】

奕勝的難處在於，由於身體將新移植器官當作外來物，所需服用抗排斥藥劑是抗免疫力性質；而癌症藥物，又需要提高免疫力。基本上兩者互相牴觸。

因此抗癌與抗排斥就必得要徐醫師與腫瘤科陳偉武醫師小心翼翼地，進行抗衡。

像個天秤，或是蹺蹺板。每次住院，都得拿捏好輕重，讓負責免疫力的白血球血小板等血液指標，指數不能抬太高也不准壓過低。

褥瘡清創的傷口始終未癒合，只好手術取部分臀部填補在尾椎部位。

高隆那塊椎肉，位置靠近中線，讓奕勝正坐也壓迫，側坐也壓到，仰躺也不舒服。看在家人眼裡，難受而心疼。

奕勝沒難過太久，心思放在開始動腦調整身與心的平衡。

這一調整，就看出他多年來，練就一身「相對平衡」之功力。

## 痛，也是相對

### 【眼前可貴，平衡相對】

世事難料，事事無絕對，只有相對。

世事無常，能看見並珍惜眼前可貴，才能找到平衡點。

眼前可貴，像是空氣，就算一百萬人不在意，其中個位數ＩＰＡＨ患者卻得花上生命代價求取。

平衡相對，像是疼痛，小時最怕的皮肉痛，日後轉成挨不盡的針劑手術，卻能救命。

眼前可貴，像是每天見到家人，也許轉眼成空。例如阿公白髮人送黑髮人舅舅那一程。

平衡相對，例如公平。他再也不像孩提時要求跟妹妹要相對等的禮物，因為無形的愛，他得到更多。

### 【終身學習課題】

一般學生在拼大學聯考那年紀，奕勝正長住在台大醫院為他的心肺拿命拼搏；當正常大學生四年後畢業，要進入社會闖關時，奕勝發現自己罹患癌症，面臨生命更沉重負載量。這是一門「終身學習」課題嗎？

向來冷靜沉著的靠山爸爸忿忿不平，向天抗議，臉書少見的情緒字句：

「老天爺你也太冷酷無情了！我拒絕接受！……奕勝罹患癌症……人生不平！人生很累！人生很苦！人生很難！……」一路長途跋涉，心志已風雨飄搖。

一向是「希望放遠，走步踏實」的奕勝倒是淡定反應。

相對於從前隨時有猝死危險的不可逆ＩＰＡＨ病症，以及夜半不時上救護車送急診的心肺衰竭痛楚，還有許多愛他的人等在加護病房外那九死一生的葉克膜、換肺的難熬日子……比起來，癌症多許多醫療空間，一種定期放療化療就會轉好的治療方式。

他淡然說：「對我來說癌症只是忽然多出來的一個疾病而已，就像是普通的小感冒那樣。」那就只是一個過程而已。

他想更重要的是，這過程要如何適應度過。

**【平衡支點】**

妹妹昱綺長相可愛，卻有著超齡的獨立個性。

她形容：「哥哥身上從喉嚨到肚臍以下，繞過肩膀到脊椎骨到尾椎……到處都是大大小小受傷的．手術的疤……看起來就覺得很痛很痛……

有時我試著學他的姿勢坐著．躺著．有時只是轉個身，都難受啊！很不好找到支點！我不知道他怎麼辦到的？」

我也想知道，怎麼辦到的。

採訪中，奕勝從頭至尾保持淺淺微笑。我幾乎忘了他後面靠尾椎那兒有腫塊唐突的隆起。只見他坐沙發時，椅墊時時挪位，喬上下移左右，不時還站起身走走。

就在一個像是伸懶腰動作時，我問：「是放輕鬆讓自己舒服的姿勢嗎？」

他仍笑著。誠實的答案讓我羞愧。

「對我來說，其實沒有舒服的坐姿，不管怎麼坐都一定會壓到後面這一塊⋯

「我喬姿勢，是讓正痛最痛這一點緩一緩，換成沒有那麼痛的支點平衡⋯就這麼互相輪著。

「一定可以找到相對比較不痛的部位輪換的。」

連疼痛，都是相對的。

找到平衡，就好。

令人動容而且衷心佩服。尤其他始終如一漾著笑意講這段話。

奕勝正港是貨真價實的生命鬥士，從身體到心理，由內而外。

## 家族後勤部隊，堅定不放棄決心

有一些人，尤其是家人

有一些事，特別是家事

奕勝對抗病魔的故事裡，喜怒哀樂都不能或缺的要角，就是圍繞在小家庭身邊，親情濃郁的大家族。

喜同歡，憂共鳴，

家族小宇宙內沒有人置身事外。

### 【大喜】

### —之壹

「紅的好？黑的好？」

手機上的照片傳給阿公阿嬤，又傳到台中大二三跟小姑姑，還有舅舅跟所有的表姊表哥表弟表妹…家族群組成員都發表了意見，阿公甚至還拿給里辦公室的志工討論。

家族大小都認真凝神，紅派與黑派在ＬＩＮＥ展開激辯～有沒有這麼嚴肅啊？堪比藍綠大選囉！

原來是奕勝超級麻吉的大表姊要結婚了！家族大囍誌慶！

雅惠媽媽特地帶奕勝到電影「艋舺」演員做衫那間，為奕勝量身打造一套帥氣手工西服。

到底要配上紅色領結喜氣？還是黑色領結典雅？這是來往頻繁的親密家族傷腦筋大事件啊！

## ─之貳

手握著大表姊送的大象錢包，奕勝心情相當激動。家族幾乎每天都在阿嬤家餐桌相見歡，大表姊是奕勝這第三代第一位結婚成家的。

之前，她去曼谷旅遊時，看神奇的大象表演畫畫、按摩，好奇摸過大象粗糙的厚皮，騎過大象，回國分享趣聞，分送小禮物給大夥兒，奕勝覺得她挑的零錢包特別可愛！成為奕勝的吉祥物，每逢過年帶著賭錢可是所向無敵啊～

這位表姊開朗樂觀，跟奕勝天南地北都能聊起來，還很細心的注意不要坐在奕勝床上聊，免得弄髒，奕勝晚上睡會不舒服…奕勝覺得表姊夫能娶到表姊，是天大的幸運！

躬逢其盛身旁的好姊妹結婚，奕勝興奮至極。

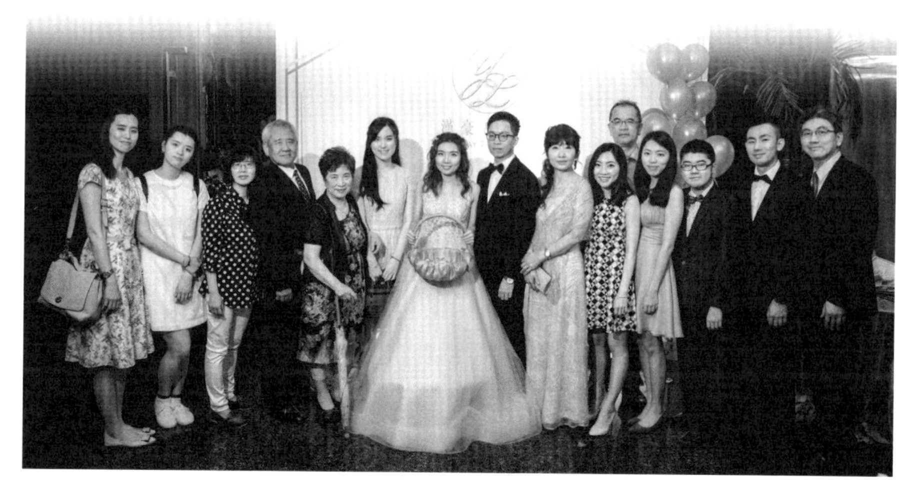

## —之叁

還未到五月份的婚禮，奕勝家族從二月份就開始期待、籌備。氣氛熱鬧烘烘，從大表姊小時候愛看的電視劇，到糗表姊的戀愛史，虧表姊夫會不會被欺負…每天都出現歡樂的粉紅泡泡氛圍。

只不過奕勝的病魔沒在客氣…

典禮前一個月，自覺只是微微發燒，例行抽血檢測竟發現白血球指數狠狠往下掉，只有正常值的十分之一！

難就難在，奕勝病況複雜度總出人意表，每一次血液呈顯問題現象都不一致。這一次，是渾身散佈滿滿小紫斑，彷彿有人偷偷捏掐，導致奕勝全身黑青，止不住發抖…偏偏信任的主治徐醫師已經下班。

電話那頭，徐醫師下達指令，熟練的護理人員卻也是首次見到血液如此不受控…

在擔驚受怕中，奕勝父母折騰不已。

後來得知，不單折磨父母，奕勝信賴的徐醫師叔叔也在收班後，半夜折回探視奕勝…

在隔離病房掙扎數天，血液狀況逐漸穩定，終於回復正常指數。一如奕勝的意志力所向～趕上大喜日子囉！

## —之肆

清醒後奕勝說的第一句話是：

「要趕快好起來！因為我是一定要參加姐姐的婚禮啊！」

如願參加婚宴，近看姐姐漂亮的禮服跟隆重溫馨的婚禮。每個家族成員的臉與個性熟悉可親，惟穿著更亮麗之差異。

宴席時間有點長，奕勝有點累，但心裡充滿感動快樂，祝福善良貼心的姐姐永遠幸福～

喔，恭喜決賽出線的是，《紅色領結》君！原因相當簡單明瞭，奕勝一打上紅領結，就是他最愛的卡通—名偵探柯南是也！

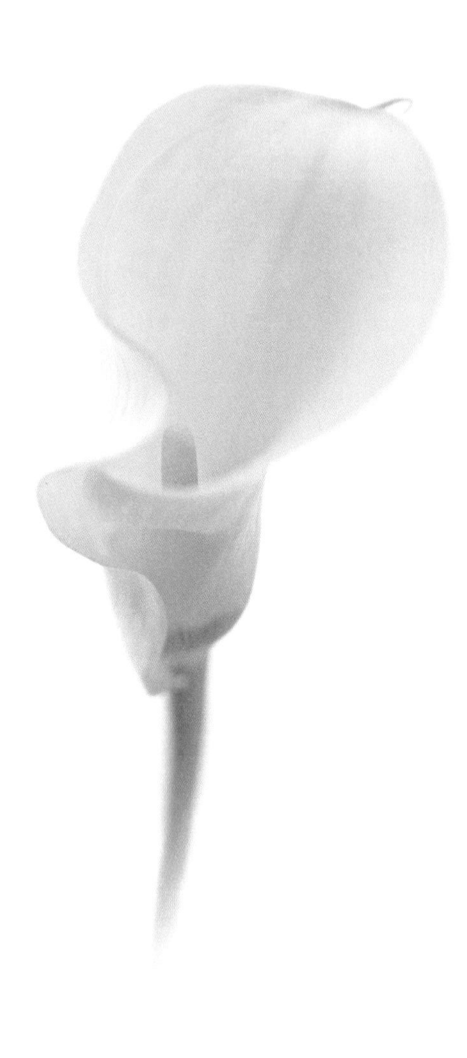

## 【哀矜】

### ─之壹

今天以前，奕勝從來不覺得外公上了年紀。

大舅舅莫名離世，阿公臉容黯淡哀愁，是奕勝前所未見的。

小時候跟表兄弟從來不會安分守己的待在樓上自己家裡玩耍，總是呼朋引伴一路竄到樓下的分色製版廠作亂，成疊的小叮噹漫畫拿了就走。

做為當時最具規模的黑白掃描分色廠，貨量驚人，機器設備日夜卡鏘卡鏘作響，工人出出入入，卻沒人會喝斥這群跑來跑去的小鬼頭。

誰敢啊？這是阿公的工廠啊！我們是阿公的金孫啊～

白手起家，阿公是沉着嚴肅的一把生意好手，經營管理業務談判盡皆在行。雅惠身為么女，雖是掌上明珠，也懾服爸爸威儀，幾乎從不違逆父言。

但對奕勝而言，他只是可愛的阿公，會穿帥帥精神奕奕的來接他下課，一路走一路聽奕勝童言童語。

總是縱容他可以買個戰鬥陀螺或火柴盒車子這些小玩具；不然就是拐進麵包店選個蔥花或菠蘿麵包配果汁牛奶。

放學後最喜歡這樣與阿公邊走邊吃了。奕勝清楚記得抬頭時笑看阿公髮型齊整的黑頭髮，在夕陽餘暉中閃耀模樣。

## —之貳

阿公何時白了頭？一夜白的，抑或無心再染上黑髮？

已經是高中生，奕勝不再是嘰嘰喳喳的小朋友，他早已學會默默觀察。

猜測應該跟昨天警察局來電有關。

住隔壁的大舅舅前天一整晚與朋友聚會未歸。天亮，阿公阿嬤被通知去認屍。

啊，認啥？好陌生字眼！

那時節，奕勝病情已是心肺呈現衰弱狀態。揹上２４小時靜脈注射器將近八年，泡製的ＩＰＡＨ藥劑顯然擋不住惡化程度，奕勝經常喘不過氣來。大人其實不忍心告知他，大舅舅過世的噩耗。

但奕勝看到媽媽紅了眼眶。看到阿嬤哭腫的雙眼，連每天例行的晚飯也不再烹煮。阿公強打起精神，許多穿着正式服裝的地方重要人物來跟阿公致意⋯家裡忙碌而哀戚。

雖然奕勝病情不輕，送走大舅舅過程中也沒說什麼，卻一切了然於心。小時，全天下最棒的阿公帶他上下學的畫面一幕幕不斷倒帶重播。

## —之叁

原來親眼見至親離開是如此傷痛不堪啊～已長大的他在心裡鄭重發誓—
我，黃奕勝再也不想讓阿公那麼難過了！
這事件發生在奕勝入院等待肺臟移植前一個月。
因此，在他插上艱辛的葉克膜時期，在他危急存亡的肺臟移植手術前後，在他如刀割的復健治療過程中…影響甚遠甚緊要。
那一刻，奕勝堅決「永不放棄」精神，成為日後具體表現的重大里程碑。

## 【後勤部隊日常】

有時只是一句話。
以字正腔圓自豪的爸爸，不小心說「去六湖皇宮見客戶」，就戳中笑穴。奕勝滿場即興發揮創意：「六湖房東喔～真厲害，房東管六座湖很大欸！」
全家輕鬆哈哈大笑。
有時只是一小段竹筍。
愛做菜的奕勝會小惱怒：「阿惠～你這筍絲切這麼粗枝大葉，能看嗎？」雅惠又好氣又好笑嘟囔著：「哪裡有差？就不能吃啦～」
不然就是，爭論到底是妹妹愛吃，還是哥哥愛做的餅乾甜點。

還有沖繩扛回來的水波爐烹調煮魚到底入味與否的正反兩方辯證。
鬧騰騰氣氛配襯下的炒菜，還挺有話題下飯的。
愛，將大大的遺憾揉散
愛，將小小的歡樂擴散
這密密麻麻像蛛網的家族關係，堅韌而黏著。
與奕勝共同承擔，罕病與絕症的日常艱困網絡。

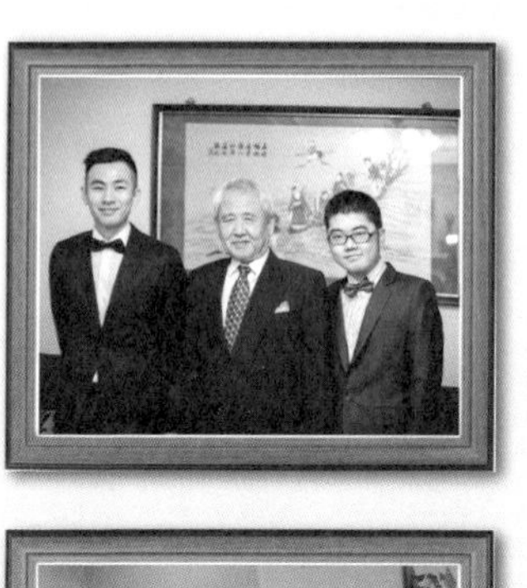

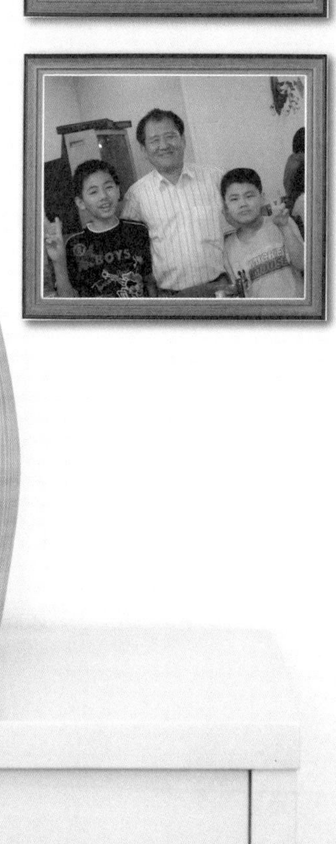

## 關於不放棄，爸媽有話要說

**奕勝，親愛的兒子：**

老爸上次罕病搖滾樂團活動佳評不斷呢！

雖然有點遺憾你沒有像往常一樣參與活動，我知道你們從頭至尾看著直播。美食主義的你，對於我下廚「罕爸型男大主廚」一定搖頭嗤之以鼻；對於我這後期才加入的「不落跑老爸」，會盯著監督我這位酷哥唱唱跳跳時有無搶拍或跑錯方位……

我想念我們一起出席的時候，但我更希望你一旦苦痛能立即得到醫護舒緩，那就待在病房手機前就好。

沒關係，可以的，我聽得到你們的鼓掌叫好（或漏氣求進步）。

我還記得你八歲時，抱在懷裡的重量。很輕，太輕。

但你說要全世界都別受你受到的苦，那眼神，在我心裡重重震撼。

每一個與你走過的關卡，我都記得。

你漸漸成長，大家都誇你不容易。我既驕傲又心疼。

有人說，因為全家都是不放棄的個性，所以奕勝當仁不讓。

也許是吧～

一開始，聽到你只能存活兩年，我跟媽媽常常手足無措的哭泣。

看你稚弱身軀，臉色蒼白喘不過氣，我們總難過的不停向上天及祖先祈求，求你千萬別放棄，與我們一起待更久一點。

看你捱過寒冬，看你氣喘吁吁，看你突然有天注射針時靜默，從此鮮少喊痛。

看你心肺衰竭仍勇敢堅決，創下當時葉克膜置放時程的醫界紀錄。

老實說，我們不在意紀錄，只要你一直陪在我們身邊。

唯有你，雖微弱卻絕不放棄那堅韌的生命力，鼓舞我們撐下去。

一點一滴，看到你珍貴的特質。

生命鬥士！他們都這麼稱呼你。像一個從ＩＰＡＨ長出來的胎記。

以為你歷經生命垂危，生死關頭掙扎過後，會以新生肺臟展開平凡而明亮新生活。

你竟需再度與不明確症狀搏鬥。

第一次，我吶喊對峙老天，心裡如此不甘願啊！

你可記得與你一起上玉欣阿姨節目時？我印象深刻。大家說我有條理，**引經據典聖嚴法師：「面對它接受它處理它放下它」**

但是孩子，我只是在想辦法說服我自己而已。

我承認很難辦到。媽媽也是。

關於你，是我們永遠放不下的牽掛。

前陣子的我，在勸你放不放棄與否時，心痛而且左右為難著。

我們跟你目標一致，想在愛裡，與家人長長久久好好一起生活。

我一直佩服並且支持你「永不放棄」勇者特質。

但不久前我猶豫了⋯

當你病況如此沉痾。

腫瘤無情惡化，看到幾乎不哭不說痛的你，拼命忍耐，直到最後一刻才按鈴找護理師；

看到對所有人笑咪咪的你，再也笑不出來；

看到你連下床也移行遲緩，寸步都要分解動作，尋找相較非最疼支點，仍堅持盡量自己來；

我的心隨著你機械化細小碎步，碎了。

孩子，我不堪你如此痛楚啊～

連你最愛的電動遊戲都提不起勁，

連推理劇情片，以前你無法抵擋的動腦樂趣，皆已被疼痛感從你內在剝奪走⋯

我真的不忍，再硬讓你撐住。

我怕你為了不放棄，犧牲生活品質⋯

我怕你為了做鬥士表率，讓自己痛不欲生⋯

我怕你來不及完成夢想中的旅遊⋯

我怕你「永不放棄」是顧慮他人，忘了自己需求⋯

怕你喜樂開朗本性，被折騰殆盡⋯

孩子，我怕的事，太多太多，常常午夜驚醒，怕對你考慮得不夠周全⋯而時間，正愈逼愈緊。

所以那天，我說，想帶著你去你夢想中的日本本島，我們坐計程車，推輪椅，甚至觀光人力車！

無拘無束地欣賞玩樂所有你想到的日本風情；還有公仔、機器人，買你喜歡的日本漫畫吃喜歡的日本菜色⋯

完全不必顧慮他人。

我們把辛苦的化療放療復健放一邊吧！趁癌細胞還沒攻擊到底線時，趁你還能開心享樂時⋯

你平靜的看著嘴說歡樂想必愁眉苦臉的我，淡淡的說：

「老爸不要想太多，我不是還能走嗎？」

「沒有想去哪兒欸，除了家裡」

「我的願望一直以來都沒變，想跟你們生活在一起，就滿足了！」

我愣了好一會兒。

我是不是一直當你是懷裡的ｂａｂｙ，小看你了？

你長大了，成熟到爸爸望塵莫及的地步。

我不再是強勢帶領你的老爸。

相反的，我從你身上學到太多。

謝謝你，孩子！

謝謝你始終貼心守護我們的心情。

大家都稱呼我大哥，但你才是我心目中的阿尼基～

你的淡定笑容撫平我的焦慮。

當惡細胞殘酷吞噬正常細胞，當腫瘤創口深刻而且擴散迅即，當每日換藥的媽媽幾快承擔不住。

我看到，你屢屢成為媽媽的定心丸。

就在前幾天，妹妹提議要媽媽寫些文字，媽媽哽咽，看著你越來越苦，她一個字也寫不上來。她說，老天爺的劇本到底為何讓我如此無能為力啊？

拭乾淚，媽媽說，只要你不放棄，她就篤定陪伴你，直到最後一分一秒～

只要是你的意念，挺你到底！

說著說著又掉淚了。

媽媽對你的愛，化身在２４小時無微不至的生活照顧裡。你身心悶痛、咬牙苦撐時，媽媽都在旁，看在眼裡，我了解媽媽感觸更深刻，更難放下。

我想說，孩子，爸爸漸漸懂你了。
讓我來試著跟媽媽談談。
就一步一步來，這是你教會我的。
就珍惜家人。
就做當下能做的事，試試別想太多。
就聽醫師囑咐，盡力就好。
就跟著你，學做永不放棄的勇士。

但你要答應爸爸媽媽，絕不要委屈自己。
哪一天，真的痛到受不了，一定要告訴我們，讓我們緊握你的手，直到最後也想守護你。
任何時候，我們會一直陪伴在你身邊。
我們是你的家人，記住我們愛你，很愛你！
孩子，你是我們永遠的寶貝，以你為榮！

編按：這是陸陸續續採訪黃爸爸黃媽媽時節錄的話，跟他們眼淚一樣，情真意切。我幾乎不必，也無從修飾，自是動人。

## 【後　記】
## 只想與摯愛在同一片天空

明擺著一次次異常驚險罕病考驗，奕勝輕描淡寫笑說還好啦～

自小罕病與成年絕症，病魔正不斷挑戰他身體極限。

### 【走鋼索的人】

採訪結束。仰首，天空灰濛欲雨。

覺得奕勝是，孑然一身獨自走鋼索的人，懸著峭壁稜線兩邊，一根鋼索。

高山日常已是空氣稀薄，春寒料峭。當風勢陡起，晴雨莫逆，鋼索搖晃抖嗦，奕勝的罕病戰帖又掛號要他親自接下。

挑戰次次來得措手不及，驚心動魄冒著隨時猝死心理準備。

往下視角，坡上一群助陣者，掛慮仰首，目不轉睛。那是龐大的家人親友應援團。內心搗鼓吶喊加油，但能做的，卻只有在孤單鋼索下羅織起密密麻麻的安全網。

再心焦也是奕勝一人上陣。

鋼索上的奕勝，瘦弱而專注，盯著眼前每一步，幾次劇烈搖晃都讓底下的應援團摀嘴揪心，別開臉不敢再望…但他的確一步步走過來了，還給嚇出一身冷汗的粉絲回眸一笑～

### 【只想微笑與摯愛一起生活】

是的，回給家人一笑很重要，是他的人生觀。

IPAH這疾病在百萬人中只有2～3人會得，這疾病連基本的生存要素～空氣，都給得吝嗇。

奕勝從得知那刻起，靠著信念只想與摯愛家人在同一片天空一起生活，相聚時難，更懂得盡最大能量擴放開心喜樂！

永不放棄，苦中得樂的獨特生命勇士，於焉誕生！

然而平凡的生活，對他仍顯得奢侈⋯⋯

如此珍惜的日常，現實還不斷挑釁⋯⋯

奕勝目前仍在抗癌與抗排斥病程之中擺盪。痛並堅毅的繼續寫著他的生命奮鬥史～

讓人心心念念他的勇氣與笑容，以及平衡的智慧。萬般不捨，化一句：

一起為奕勝及病友祈福吧！

## 黃爸爸結語

春夏秋冬，秋去冬來，花落花開，我們總希望事情能愈來愈好，但是事與願違，奕勝正在面對生命中更加嚴重的挑戰，無可遏抑的痛苦，不斷變化的癌症，仍然沒有讓家裡的日常生活有太多的變化，規律的後勤部隊日常往返於醫院及家裡，不同以往的是雅惠與我更認真在面對、在討論身後事。

沒有人可以躲過結束的一天，走鋼索的人也有落幕的一天，生命還是要繼續，媽媽說如果沒有遇到這些事，她仍在為五斗米折腰，為了一些小小的金錢與家人爭吵計較，學不會這些豁達，她擦擦眼淚說，不管將來如何，家扶認養的小孩還是要繼續用奕勝的名字默默地去幫助困難的人，還要去學電腦，還要去當志工，

黃家後勤部隊的日常在未來在日復一日中，會持續溫柔地展開，全心全意愛別人，永遠習慣替對方著想的生命態度，就是這個家永遠不會改變的地方。

# 【附錄】
# 奕勝爸爸手札

黃爸爸有每日寫下手札的習慣，
這是節錄奕勝生死關鍵那兩年。

２００２，奕勝罕病ＩＰＡＨ確診，家人卻對病情毫無頭緒，求助無門。是重複希望失望，焦慮忙亂的爸爸札記。

２０１２，是奕勝ＩＰＡＨ進程惡化至心肺衰竭，冒著致命風險換肺，大部分時間以體外維生系統葉克膜，在醫院一息尚存等待救命之年。

一喘一咳盡是撕心裂肺。
真情寫下孩兒性命交關之際，心力交瘁不捨的天下父母心。

## 2002年。奕勝8歲

**【確診】**

**2002年8月7日**　下午一點半振興醫院。做了超音波心電圖X光，得到的結果竟是…再度把我…原本還有一絲絲希望，如今…太殘酷了！不公平，我不要！悲從中來，好苦，真的好痛，真的，好痛…

**8月8日**　至榮總看小兒心臟科。原本希望今日父親節，昱豪能送給我一個關於他病情的好消息當禮物？結果晴天霹靂！昱豪1～2年…不能接受。唯一有一點就是，美國已有降肺動脈高壓的藥，只是台灣還沒引進。

**8月9日**　下午台大照心臟超音波，到振興醫院拷貝昱豪檢查資料。榮總臨時通知可拿氧氣製造機。

**8月13日**　至台南成功大學附設醫院，與成大副院長及主任深談後，決定再回台北榮總做其他檢查。

**８月１４日**　下午三四點，昱豪告知頭痛想吐，後來竟真的吐了。原想可能中午吃多了，誰知六七點摸他的頭，才知道發燒３９．３度，趕緊帶他看醫生。十二點左右燒退了，凌晨三點又發燒而且吐了。十三號凌晨昱豪覺得心跳很快他自己的感覺睡不著，我量心跳７８～８０/分。十四號上午十一點量心跳９０～１００/分。十四號下午五點以後覺得頭昏想吐、冒汗。量心跳９０～９６/分，另外覺得頭很熱，臉色蒼白。

**８月２１日**　吃素。吾與雅惠及大姊三姊岳母商量，最後決定，幫昱豪改名字黃奕勝。新的名字，新的開始，擺脫一切厄運、業障，重新開始。請老天給他一個新的生命！

**８月２９日**　奕勝學校註冊日。上午從台中趕回台北，途中奕勝有說一點點想吐。心裡好難過，為什麼沒有比較好呢？吾趕往學校幫其註冊、拿課本、辦休學。晚上去見舅舅拿一些美國ＰＧＩ２的資料給舅舅，希望能心想事成。

**９月１日**　農曆七月快快過！七月一過，吾將到各大廟發願，祈求老天幫助讓奕勝逢凶化吉，早日恢復健康。

**９月３日**　可能奕勝路走多了，所以沒爬樓梯，連上個廁所的小階梯都會很喘。心中害怕不已，神啊！保佑奕勝身體健康，長命百歲，謝謝！我願做牛做馬以償業障。

**９月４日**　下午二姐來電告知我可上網查肺臟移植的資料。一查，整個心都涼了。原來最難的移植器官就是肺臟，且目前最高存活只有五年三個月…好痛，無法接受…哭…哭…誰來救我？黃家的歷代祖先…阿公、阿嬤、爸爸、媽媽…

**９月７日**　今日吾情緒始終不穩定，因為明日清晨即知肺動脈高壓的藥有否拿到。雖然不知藥效，但總有希望。那種束手無策，毫無方法的心情我好怕，真的怕了…大姊二姊明日上台北。

現在是九月六日凌晨三點十五分外面因颱風來襲，風雨陣陣，我的心也一陣陣的痛，很痛…睡不著，因為靜不下來。心中的苦痛無法形容，眼淚乾了又濕…好恨！好悲！好苦！天上的眾神…誠意可感天，我願以至誠的心拜託眾神，我願以我的陽壽來折換奕勝的陽壽，請眾神保佑奕勝趕快康復。

**９月１０日**　今日到新租的房子祭拜地基主，希望保佑全家平安，奕勝身體能快快康復。中午就就來看奕勝，下午到麗舍拍全家福照片，心中感慨良多，怎樣的心情拍照啊？２０加２組共１２０００元。

**９月１１日**　傍晚雅惠終於撥通聯絡到（病友），獲得令人振奮的消息及希望。全台共四個ＩＰＡＨ患者，全部在台大胸腔外科由李元麒教授診治。李教授目前是唯一有方法、有經驗且專案診治肺動脈高壓的醫師，一定能治好奕勝的！

**９月１３日**　下午騎車載奕勝去安親班看看同學跟老師。由於奕勝一直流汗，故只與同學拍個照，換獎卡禮物後就回來。晚上去挑照片加挑十組。

**９月１６日**　一早即到萬華清水祖師廟，祈求及許願。再開車到三峽祖師廟，再到白雞關聖帝君主祈求及許願。不管任何代價，我要奕勝趕快好起來。

**９月２１日**　下午三點半開車載奕勝及林哲緯買拼圖，後到三重家樂福及玩具反斗城幫奕勝及哲緯各買一台新電動跟卡匣。晚上（奕勝）拼圖到凌晨五點，睡也睡不著。

**９月２２日**　吃素觀音齋。晚上九點多烤肉，吾、雅惠、奕勝、昱綺、林芮伃、林哲緯，好熱鬧，心情卻異常沉重…十點半結束，拿仙女棒給他們玩…希望年年都能全家團圓，在中秋節慶烤肉。

## 【住院】

**９月２３日**　今日一早，吾與雅惠同奕勝到台大住院組報到。抽血照X光心電圖後，即到單人房 。李元麒醫師明早會來查房。與住院醫生詳談，得知更進一步的消息，心裡很難過…再加上雅惠到八樓找護理長，知道更多不好的訊息。好痛…

**９月２４日**　早上五點多就被叫醒抽血，奕勝又吐了，且痰很多，看了好不心疼，又無法替他痛，只能求佛祖保佑趕快讓奕勝恢復健康，有什麼苦痛我是他爸爸讓我來受，不要再讓奕勝這麼難受了。今日亦繼昨日幫其腳底按摩，希望奕勝健康。

**９月２５日**　吐、吐、吐！今日已是第三天了，為什麼在家都不會，來住院三天，三天都吐了。是肺動脈高壓又升高了嗎？雅惠很擔心，一直問，吾只能安慰她不會的，應該是東西吃太多沒消化才會吐。吾要趕緊恢復與八樓 護理長談話的心態，不能再提不起精神，不能再不勇於面對，雅惠已經每日以淚洗面了，我不能倒，我要跟命運挑戰，我一定要擊敗（厄運）！我要拿回我該有的快樂平安的家庭，生活一定要成功。佛祖保佑～

**９月２７日**　怎麼辦只能乾著急，卻一點辦法都沒有。只希望趕快申請降肺壓的藥能提早來。

**９月２９日**　下午載林哲緯到醫院陪奕勝玩。看這兩個人一起玩開心的模樣，心裡不禁潸然淚下。趕緊拭去淚水不能讓人看到。我要堅強，我還要照顧我兒子長大成人，我還要看著我女兒嫁人，我還要跟我老婆白頭偕老，我還要全家一起去旅行，一個都不能少！奕勝開車他老婆坐旁邊，我、雅惠、昱綺與她老公一起坐後座，開著七人座休旅車去旅行，遊山玩水好不快樂…

**９月３１日**　奕勝今日同我講，他好希望能有小叮噹，這樣它就能回到一年級時的他，這樣他就能提早治療心臟的肺動脈高壓，他好想恢復以前的生活…聽了心裡好難過。為什麼我不能給他一個健康的身體？為什麼我連一個他應該有的生活都沒有辦法給他…

**１０月１日**　今日奕勝狀況不錯，也不再吐了，應該是細菌消滅了。心裡有些緊張，明日將與三位肺動脈高壓的患者見面，不知針劑的使用效果如何。吳老師之前的情形那麼差，如今都能控制住了，我想應該值得期待。

**１０月２日**　今天肺動脈高壓的患者皆到台大看門診，吾與雅惠也到門診與三位患者詢問，了解他們的治療方式過程。一問之下，這陣子好不容易有些希望，如今全破滅，而且心情更加的低落。雅惠也哭了好久…難道沒有好消息，卻一直壞消息來襲…

**１０月３日**　今日至健保局辦重大疾病卡。晚上與醫師討論，奕勝的病情需申請降肺動脈高壓的藥，共有兩種：一種是用吸的，兩個小時吸1次，目前健保未給付，一個月須二十萬元左右。一種是用針劑，需在身上裝一個靜脈管且需備一台放冰塊的保溫針劑的儀器。

**１０月５日**　今日出院 其實應該昨天就可以出院，但想在醫院有護理師跟醫生照料比較放心，又延了一天。１１點多就辦好手續，奕勝好高興可以回家了！希望是真的病好了，真的出院了！可是卻不是…心裡面好痛…好悲…又好苦…能恨嗎？恨有用嗎？

**１０月６日**　今日先母忌日。上午與雅惠一起到菜市場買菜跟金紙，想要拜豐盛一些，請黃家的歷代祖先吃飽，求求保佑奕勝早日恢復健康，凡事逢凶化吉。與雅惠哭著求爸、媽、黃家歷代祖先…一定要保佑奕勝身體健康，心臟恢復正常，肺動脈高壓會降下來。晚上，胖姊帶昱綺回來。總覺得對昱綺疏於照顧及關心，但實在不知如何是好，怎麼樣才能讓他不吃哥哥的醋？怎樣才能給他一樣的關心？好難…好煩…十月九日處理搬家事。下午奕勝台大門診，跟李元麒教授講要自費新藥。晚上一貫道道親的師父說了一些道理，要雅惠跟我往後不要常問奕勝有沒有喘，要讓他安心養病。"念力"是非常強的。每個人必須用一己之念力，願奕勝早日恢復健康，一定能的。原本心想 奕勝已經比較好了，誰知睡前又吐了，而且會喘。今天已經是第三次喊會喘了！好擔心一直安慰奕勝沒關係，是因為門診比較累才會吐。奕勝卻跟我說他覺得自己變嚴重了，沒有比較好。我聽了心裡好酸、好痛…忙安慰他有比以前好，一定會好的。我相信，我相信，大家都希望也相信奕勝一定會好的。佛祖保佑。

進口，故要半個月左右。後雅惠來電說奕勝吐的厲害，且喘的厲害，躺在床上全身無力。吾很緊張，馬上同護理長講，護理長說要吾等候住院。

**10月12日** 昨日心情非常低落，好痛苦。因為覺得奕勝狀況越來越差，再加上昨日護理長說有可能奕勝右心衰竭。

**10月15日** 十點半左右，發覺（奕勝）手腳有點熱，溫度計量沒發燒，先打電話準備退燒藥。後開始發燒而且越來越嚴重，會喘，整夜不敢睡。三點多去台大掛急診。

**10月16日** 凌晨至台大掛急診，後燒也退了，也不會喘了，終於睡著了。奕勝昨夜整夜沒睡好，可能是不舒服、很難過才會睡不著。六點多載昱綺上課。十點回，下午1點決定住院。下午活動力精神都感覺還不錯，打了抗生素。

**10月17日** 奕勝狀況是近月來感覺較好的。李元麒醫師說等小兒心臟吳美環醫師會診後開始用藥。有四種藥，吸的、打針的、威爾剛、口服。

**10月19日** 下午林哲緯來陪奕勝玩到五點。十點多吾帶大姊到新家休息，全部小孩跟大姐睡，大姐夫睡昱綺房間，二姐夫睡奕勝房間。由大姐帶來好多東西，是三姐從美國買的，樂高積木、汽車、化妝箱…

**10月20日** 上午十點奕勝起床即迫不及待想回家（看禮物），到護理站寫請假單。

## 【心導管手術前後】

**10月23日** 決定明日做超高速電腦斷層，瞭解奕勝心肺功能，後天星期五做心導管。很緊張很擔心做心導管的危險性，及試用降肺動脈高壓的藥。若有效才能用藥治療，否則只要不適合，要換成針劑的，就很麻煩。

**10月25日** 今日做心導管手術。一早即到龍山寺祈求保佑，今日奕勝心導管手術順利成功。眼淚湧出，無法自己，希望降肺動脈的藥有效，不要讓我連一丁點的希望都破滅…上午十點多臨時通知今日不做心導管，因為昨日做超音波，發現心臟裡面有血栓。

**10月26日** 昨日起開始使用抗凝血點滴，希望能盡快把血栓沖掉。一天抽血四次，把奕勝的手抽的滿滿手都是針孔！由於每次抽血都要是好幾次才能順利抽到血，故抽的奕勝痛得哇哇叫…我心裡好捨不得，但又無能為力…無能為力這種心境，好痛好痛，使不上力的感覺…痛，很痛…

**10月27日**　昱綺與岳父岳母一同到小人國。一直同奕勝講，我跟他兩個人最膽小，什麼設施都不敢坐。原想如此講可沖散他不能出去玩的遺憾，誰知他還是嘴巴念念不忘，希望出去玩。不知他心中做何感想，住院也好長一段時間，他應該了解自己的病情，自己的狀況吧？好怕，好怕他若知道自己的病好不了，怎麼辦？一個8歲的小孩他怎能面對死亡？太殘忍了！我都無法接受了，他又要如何控制不安？佛祖請您救救他，早日恢復奕勝身體健康。

**10月28日**　下午回家，忍不住嚎啕大哭並致電三姐抒發壓力…好苦好苦…

**10月30日**　奕勝又吐了。老天不要再折磨這孩子了。有什麼不對我來承擔，全部全部的苦，全部全部的難都讓我一肩挑起。求你趕快恢復奕勝的健康

**10月31日**　家不像家，有家比不上無家。家對我來說已不是家，家是什麼，什麼是家？沒有奕勝的健康歡笑，這是一個什麼樣的家？原來有家比不上無家，家終究不像家。以前的努力工作為的是什麼？不就是想給奕勝及昱綺有個衣食不虞匱乏的家，讓他們能平安健康，長大成人。如今…八月三日至今，度日如年，生不如死。好恨好恨！為什麼得這種病？為什麼得的是治不好的病？我可以照顧他一輩子，只求老天爺不要搶走他，再苦再累我都願意！我願意照顧他一輩子，只求老天爺讓奕勝陪我一輩子，我要的不多…

**11月6日**　跟二姐講不要再請假上來台北了。這些日子讓我身旁關心我的人陪我哭，陪我擔心受怕，我真的不知該如何去應對！總想堅強些，卻那麼無助。

**11月7日**　奕勝的一舉一動一言一行隨時牽動著我的心。每次聽到奕勝說：爸爸都是你害的，我就痛，心在滴血，久久無法平息。…真的都是爸爸害你的，爸爸真沒用，爸爸救不了你，爸爸一輩子都不會原諒自己…

11月8日　大姐上台北，胖姐帶昱綺到松山。從生病至今，也難為了昱綺，每日以醫院為家，學校下課後即至醫院。真希望奕勝趕快好，回到以前的生活。

**11月10日**　奕勝不只一次同吾講，爸爸我好想有小叮噹喔，那樣我就可以回到以前的我，回到以前心臟沒有生病的我。聽了不禁鼻酸，奕勝是爸爸不好，爸爸沒有把你照顧好，爸爸沒有盡到應有的責任，沒能提早發現你的心臟生病了，還一直要求你、訓練你。上天你對我太殘酷了吧！你怎能讓我如此對待我的孩子，你怎能讓我摧殘自己孩子的生命？我要怎樣原諒自己，一輩子都不能，一輩子都不能！

**１１月１２日**　平凡的家庭生活對我竟是如此的苛求，如此的遙遠~為什麼？自認不曾做過任何的壞事，也對聖佛祖先虔誠，但就連這麼簡單容易的家庭生活，卻不給我！我不禁愴然淚下…老天，我什麼都可以不要，我只要全家人的健康！

**１１月１４日**　傍晚臨時通知明日做心導管（手術）。看著奕勝，直安慰他沒關係，不要怕，要他放心。但自己心裡卻無法接受，沒心理準備。看著奕勝的勇敢，自己反而比他更怕。或許他心裡也怕，只是沒表現出來吧！哭著跟大姊講，明日做導管手術…一夜無法成眠。

**１１月１５日**　推著奕勝至心導管室，心裡好痛、好捨不得，希望平安順利。下午3點左右，吳美環教授通知說明結果，一切順利平安。且其認為奕勝的心臟狀況比預期的好，真高興！4點左右送入加護病房，奕勝好累，臉色蒼白，腹股溝插著好多管子…

**１１月１６日**　昨夜奕勝心情很差，情緒一直無法平靜平復下來，故整夜未睡。且想到就哭，吾一直安慰他…上午開始用藥，效果應該不錯，只是奕勝直喊喉痛，不想吃…心裏好焦急，只有這個藥，他若不能適應怎麼辦？一直同奕勝鼓勵，命令他一定要忍耐。

**１１月１７日**　前夜奕勝情緒激動，要求打安眠針，故一覺醒來已8點。開始吸藥有比較習慣，也比較能忍耐及配合。只是看到自己在加護病房，身上插著管子，就又會哭鬧，一直想回普通病房，一直想將插在身上的管子拔起。我只能不斷安慰他，安撫他，好可憐喔…又好勇敢！我真的好捨不得，希望藥有效且能讓奕勝盡快適應舒服些，經過奕勝自己不斷的同醫生爭取，醫生決定讓其今晚移至普通病房。

**１１月１８日**　人來人往，看見任何的人事物，都會令我悲從中來。我只不過要全家人都健康，為什麼這點願望都不給我？錢、房子、車子，我都可以不要，就算要我怎麼累怎麼苦，我都願意。只要給我奕勝昱綺雅惠他們平安健康~

**１１月１９日**　每次疾言厲色同奕勝講話，心裡好痛，但若不對他兇，他就不專心吸藥，他就不念佛經。雖然不忍，只能咬牙撐下去。奕勝，你比爸爸重要，爸爸不能沒有你，爸爸好愛好愛你。

**１１月２０日**　奕勝用藥時好時壞。看著他好勇敢，忍著痛，心裡好酸。晚上與其玩牌時，因為會喘，要他休息不要玩了，他卻說不要，為什麼？他說，因為他的病他怕治療不好，會死掉，怕以後沒機會玩…聽了好難過，跑去廁所哭…

**１１月２１日**　雅惠與其玩牌，不經意的講說沒意思啦，結果奕勝若有其指的說：對，做人沒意思啦……心中又再次的滴血……我這個父親是怎麼當的？這麼小的孩子，都覺得做人沒意思。我好心疼，好不捨，好難過……

**１１月２３日**　「媽媽，你如果沒有我會怎麼樣？」奕勝問。奕勝你心裡在想什麼？爸爸好愧疚，讓你擔心受怕，讓你受病痛折磨卻無能為力，我好恨！由於農民大遊行，大姊怕塞車，臨時決定延後至明日回台中。奕勝好高興，許力中又可多陪他一晚。

**１１月２４日ＭＥＭＯ**　一個如此天真無邪乖巧可愛，又如此悲天憫人的小孩，老天爺您要讓他活下去！

爸爸的願望：全家所有人健康平安快樂。

黃奕勝的願望：全世界所有的人都健康快樂，都不要生病。

**１１月２５日**　是我造了什麼孽，要如此這樣懲罰我？所有的錯誤，我一肩承擔，請放了我兒子！讓他身體健康！他還小，他所有的業障，我做爸爸的有權承受，有權保護他，不受任何的傷害。佛祖你有聽到弟子心中的吶喊嗎？我願意以我的生命換回我兒子的生命！

**１１月２６日**　奕勝的狀況還是時好時壞。

**１１月２７日**　覺得每位護理師講的都不一樣，沒人能確定奕勝吸的藥量。決定買血氧機監測其血氧濃度。

**１１月３０日**　下午曹老師（奕勝一二年級導師）帶奕勝以前的同學及家長來醫院看奕勝，陪其玩。心裡感激不盡，雪中送炭令人好溫暖。因此奕勝今日心情不錯，希望奕勝天天都快樂……

**１２月１日ＭＥＭＯ**　「我好了以後，我要做…我要去…我好了以後，你要讓我做…讓我去…」

面對奕勝的話，我無言以對，只能點點頭。真希望回到未來，改變一切不好的時候，找回我美滿快樂的家庭生活。

**１２月２日**　一路走來，始終辛苦。這是怎樣的歷程？令人心好苦，好累。每每看奕勝忍耐勇敢的與病痛對抗，他的心不就希望熬過痛苦，能換得以後身體的健康，恢復以往快樂的生活，如同常人般唸書、玩遊戲。他要的不多，這不也是一般人正常平凡的生活嗎？

**１２月３日**　不敢想也想不透，奕勝的心裡在想什麼？每每聽他講一些似懂非懂的話，像是含有一些隱喻時，追問他他卻又

不說了，心裡就好痛⋯⋯他問我：爸爸，為什麼我一生下來就心臟生病了？我支支吾吾，心裡好恨自己

**12月4日**　李教授告知明日可出院。奕勝知道以後很高興，還想看能不能今日就出院。誰知晚餐後，好長一段時間都會喘。奕勝自己講了這麼一句話：「我想出院，但是我的身體不讓我出院⋯⋯」

## 2012年。奕勝18歲

### 【裝葉克膜】

**3月1日**　奕勝第二次台大肺臟移植手術上排。

**3月26日**　最心痛的一天。下午陪奕勝，並幫其剪指甲。剪完後奕勝抱著我說：他無法孝順我，他很高興我及媽媽、妹妹⋯⋯大家帶給他的快樂。說他害怕看不到我們⋯⋯我們抱在一起痛哭⋯⋯但我隨即安慰他，不會的，不管怎樣他都不孤單，天上人間都有愛他的人陪他！要他不要恐懼。隨即奕勝越來越不舒服，吸不到空氣。雅惠回來，奕勝也自己決定進ＩＣＵ，再進手術房裝葉克膜。（我還在猶豫，畢竟裝了就沒有回頭路）但奕勝堅決的表達，他要做葉克膜，因而尊重奕勝的決定。吾聯絡病房，雅惠則哭著聯絡他們家人，來幫奕勝加油打氣。吾隨即也打電話通知大姊、二姊、小妹。雅惠家人陸續趕來，大家與奕勝抱抱，哭成一團⋯⋯連文傑、韓老師也都來了，我也忍不住崩潰了！近八點多上ＩＣＵ，九點未到上開刀房，我癱在門外。大姊二姊小妹九點趕到。醫生已進開刀房裝葉克膜。大姊抱著我痛哭，陪我們直到凌晨二點半多。醫生裝好葉克膜回ＩＣＵ後，凌晨三點我請林明村表哥載大姊他們回家休息。我與雅惠等ＩＣＵ通知可進去看奕勝時已近早上六點

**3月27日**　早上昱綺上學後，吾即休息。好累，好痛，好無助。老天爺請您幫幫奕勝—勇敢、努力、堅強的小孩。

**3月30日**　上午至病房，醫生告知等會要拔呼吸器，讓奕勝自主呼吸，吃東西。結果無法自主呼吸一個小時。怕肺炎，只好再裝回去。心好痛，希望破滅。

**3月31日**　上午至醫院看奕勝。發覺心跳偏高１４０/分左右，不到三分鐘，奕勝心跳１８０左右！我們必須離開，醫護人員要做緊急處理。

**4月1日**　上午大姊二姊小妹幫忙提早今日拜清明節。

**4月3日**　奕勝發燒依舊起起伏伏，令人憂心。

**４月４日**　今天下午好多人來看奕勝。晚上，雅惠與昱綺各握住奕勝的手，吾則幫奕勝按摩，一家人像在家裡般閒話家常。

**４月１０日**　（側邊數據：１／５／１２。註１）今早一到病房看到數據往上調，急忙問護士。因昨晚離開時心跳約１３０～１４０，結果大夜班心跳越升越高。上午六點多他們急ｃａｌｌ徐醫師及郭醫師緊急做處理才下降。晚上，再去探望奕勝，依舊和下午一樣情形，直至八點才控制住。

**４月１１日**　（數據：０／５／０。１／５／２）今天一早到病房看到數據往上調，就急忙問護理師，因昨晚離開時心跳約１３０～１４０，結果大夜班時，心跳躍升越高１８０～１９０。上午六點多他們急扣徐醫師跟郭醫師緊急做處理才下降。晚上再去探視奕勝。依舊和上午一樣情形，直至八點才控制住。因白班將奕勝的所有清醒藥劑開啟，上午九點先降低一半劑量，五點多即有反應。因他們要測試病人可否甦醒，晚上又慢慢將劑量加回去。

**４月１８日**　晚上與郭醫師討論決定奕勝改為兩天醒來一次。上午至醫院，奕勝已醒來，且很清醒。跟他講加油打氣的話，但他眼淚一直流，一直想講話，一直想動。我幫其擦淚，就擦了五六次。好心疼，好心痛⋯

**４月２１日**　昨日的靜脈導管流血又開始流。郭醫師來又幫奕勝靜脈導管挪動、縫合，總算止血了。另外會診心臟內科幫奕勝心跳降低。研究結果還是要打心律不整的藥，那又會引起甲狀腺亢進，不得不只能先以心臟為主。

**４月２２日**　晚上八點多，原本以為奕勝已睡著了，結果雅惠同其講話，奕勝一直流淚。原本要走了，我想確定奕勝是否已睡著，故在其耳邊確認一下，結果竟然有反應。接下來雅惠才跟他講一些加油打氣的話，想不到一擦完淚水竟又流淚，害我跟雅惠兩人幾乎崩潰了！好捨不得⋯好辛酸⋯

**４月２３日**　辦理留職停薪

**４月２４日**　下午奕勝心跳就偏高，晚上原本預期心跳會降，結果不減反增１４０左右。

**４月２５日**　今日護士告知有血便，可能腸胃道出血，要查。先給治療潰瘍的藥。

**４月２６日**　下午二點進去時，護理師說奕勝剛醒，亂喘一通，便將藥往上調，故他在睡。三點半奕勝還未醒，坐公車回家。下車時即接獲台大醫院通知，奕勝血流不止，要幫其做胃鏡，要簽同意書。幸有驚無險，順利找到胃的潰瘍點，放了夾子止住了血。晚上奕勝有醒來，問他剛剛做胃鏡的事，他都知道，有痛、有辛苦，但還可接受的感覺。４月２８日　奕勝二度做胃鏡，因其流血位置可能有其他出血點，要再處理

**４月３０日**　口腔依舊流血。但已止住胃部的流血，希望可以盡快喝糖水。

**5月3日**　中央靜脈導管及手部打點滴處些微滲血，應無大礙才是。

**5月4日**　奕勝醒來時又流了好多淚，好捨不得，好無能為力，只能繼續重複那些加油打氣的話，希望能讓他心安。

**5月5日**　（抗凝血2－註2）這幾日穩定些，今日郭醫師來，詢問他抗凝血是否可調高些，郭醫師從2調整3，希望對奕勝有幫助。

**5月6日**　（抗凝血3）

**5月8日**　（抗凝血5）大姊北上。昱綺考試。今日奕勝呼吸器由郭醫師親自重放。口腔又有血絲，晚上依舊打心律不整的藥，希望早日獲得控制。今日改為每星期三、六醒來。

**5月9日**　（抗凝血2）晚上劉文傑來看奕勝，奕勝情緒大爆發，眼淚擦不停，雅惠忍不住到外面哭。吾獨自與奕勝談了些，偷偷擦眼淚，再裝作沒事與奕勝講話。

**5月11日**　二姊與小朋友趕來醫院看14：00～15：00時段的奕勝。還好最後奕勝有醒來，與大家打招呼，大家也都給他鼓勵。

**5月15日**　今天上午奕勝呼吸器一直叫。實習醫師幫他做了超音波，告知我們肺部腹部都有積水，且已1、2個星期了，真是晴天霹靂！徐醫師知道馬上下午二點即親自幫奕勝引流，右肺約1000C.C.腹部及脹氣則暫時無法解決。心情好差。

**5月16日**　昨天下午即去保安宮拜拜，祈求眾神菩薩，能給奕勝一個好的緣份，讓他平安度過這次難關。晚上昱綺也一同至醫院跟哥哥加油打氣。

**5月18日**　（＊）上午通知下午會幫奕勝做氣切。希望一切平安順利。二點探視時間，奕勝因為肌肉鬆弛劑及鎮靜劑全關，奕勝可以手腳活動，感覺峰迴路轉，奕勝又重新有了新的且強韌的戰鬥力。

**5月22日**　復健、復健，盡快能讓奕勝胖些。太瘦了，要增胖到時候移植時才有體力。今日自費打癌症病患才能使用的一種末梢週邊置入中心靜脈導管，可使用二至三個月，如此奕勝便不需常常兩星期換一次中央靜脈導管。

**5月25日**　今日上午（奕勝）感覺沒啥精神，果不其然，下午便又腸胃道出血，禁止一切營養補給。晚上依舊疲累，八點半不到就用手寫，看好久才看懂是寫ㄒㄧㄡㄒㄧㄡˊ休息啦。

**5月28日**　腸胃道依舊出血，不能進食。

**５月２９日**　經評估腸積水，風險太大，還是暫時不處理　**５月３０日**　今日開始喝牛奶。腸胃道已止血，但腹水及褥瘡皆不知如何處理。腹水今日腸胃科主治會與徐醫師研究，明日便知。褥瘡則明日再去別家醫療器材行詢問。

**５月３１日**　腸胃道又出血了，才喝了一天的牛奶，又要停了。徐醫師與外科醫師評估要不要抽肚子的積水，還是在風險太高下，決定不作。另外簽了胃鏡同意書，繼上次夾了四個出血點，今日又夾了兩個出血點。奕勝今日情緒大爆發，進醫院以來第一次大哭。

**６月１日**　（＊註３）經昨日觀察，今日開始喝糖水。徐醫師說可以進步到喝果汁，吃吃布丁。但也要奕勝多運動，讓血管粗一點，這樣若有肺臟來時，血管對血管才比較好接。

**６月２日**　（＊今日好開心）今天上午奕勝迫不及待要吃布丁，及喝果汁。

**６月３日**　劉文傑來看奕勝。最後要走時，奕勝竟會說要劉文傑好好念書。語畢，眼眶淚水奪目而出。

**６月６日**　下午二點來幫奕勝做褥瘡清創手術。晚上奕勝好痛好痛…今日又大哭了一場。我心痛，也好難過，但似乎覺得奕勝的戰鬥力在下降，所以忍痛念了他一些鼓勵加油的話。

**６月７日**　晚上奕勝胃又出血了，又不能吃東西了。晚上與徐醫師詢問，確定明早做胃鏡，盡早處理好胃的問題，才能再吃東西補充營養。

**６月８日**　下午做胃鏡，又夾了三個夾子，止血。奕勝又直喊肚子餓，一直哭屁股痛、肚子餓…真不知該如何能安撫他的情緒。

**６月９日**　奕勝較有精神，但又哭著跟大姑姑二姑姑說肚子餓。晚上又胸悶，已兩次，調高ＦＬＯＨ到４．５ｍ。

**６月１２日**　護理師說上午六點（奕勝）反抽胃液有出血，今日開始禁食。

**６月１３日**　上午依舊疼痛難當，二姊打電話來說，可否讓奕勝不痛為主。

**６月１４日**　今日帶電動ＮＤＳ至醫院，應奕勝要求。心中很高興，終於有想提起動力做的事，不是任何事都提不起勁、信心潰散、鎮日痛不欲生、淚流滿面的奕勝。

## 【肺臟移植】

**6月19日**　（＊＊）上午接獲台大通知，奕勝要做肺臟移植。心中既高興（終於等到了）又害怕（怕手術的風險）…於是趕忙至醫院，邊打電話邊簽同意書，此次只有不到兩小時，打電話通知大姊二姊小妹不用急著趕上來，而岳父、林珊岑、林芮伃、林哲緯則有趕來幫奕勝加油打氣。十一點二十分進開刀房，十四點十　分手術開始，中午過後小妹、大姊…二姊到，陪吾至樓下用晚餐。九點半請大姐他們先回去，十點十二十五分徐醫師出來跟雅惠說明此次開刀情況，非常順利。

**6月21日**　下午醫院臨時通知，六點左右要進開刀房將葉克膜拿起，並將胸部縫合，如此才是第一關。聽到此話不可置信，不是手術已成功了嗎？為什麼是將葉克膜拿起來，才算過關？醫生都未提起，好擔心。結果手術無功而返，葉克膜還無法拿出，兩個鐘頭後再回加護病房。

**6月23日**　下午徐醫師來電說明，明日要將奕勝的胸部縫合，以免感染。葉克膜暫不拿起。

**6月24日**　十二點半奕勝即至開刀房縫合。二點半徐醫師同吾及雅惠說明奕勝的心臟跳動，跟之前一樣沒有進步，故其恢復的黃金期-兩個星期，已過了一半，再一星期若未改善，我們要有最壞的打算…心痛、淚流不止…在病房裡不斷的跟奕勝加油打氣。看他瘦到不行的臉，只剩骨頭，全凹陷了。心如刀割，淚停不下來…他眼眶帶淚，淚卻連留下來的力氣都沒有…嘴巴唸唸有詞卻聽不懂…想寫，手根本沒力量…無助絕望的眼神…我好不捨。最無助淚流不止的一天。

**6月25日**　打起精神，在病房討論。氣功師父胸有成竹，希望老天保佑奕勝遇貴人，幫他渡過這個難關。

**6月30日**　先父忌日。晚上九點左右，郭順文醫師至病房，談奕勝病情，說有感染跡象及敗血症現象出現，希望趕快用藥能及早控制病情，不要惡化。

**7月1日**　（＊＊＊＊）上午下午奕勝皆在睡覺，故僅站在外面看。了解不需要洗腎及病情有些許控制，心裡就安心了點。雖然感染指數正常為1，目前告知是16，但希望能趕快降下來。晚上大轉變，徐醫師7點左右，將奕勝身上引流管拔除，並將其鎮靜劑從16降到8。奕勝人是清醒，可與我們對話。雖然聽不懂，但至少與昨晚判若兩人。觀音佛祖保佑！

**7月4日**　上午與下午奕勝皆正常，結果晚上六點多開始，第一次腦部不正常放電，導致奕勝類似癲癇發作，後又陸續發生了六次。趕緊送電腦斷層，畢徐醫師趕來說明，腦部出血10C．C．壓迫到眼睛神經，明早若未清醒，恐須做最壞打算…

**7月5日**　一早趕至醫院，老天眷顧，讓奕勝清醒過來了！

**７月７日**　今日徐醫師拿Ｘ光片給雅惠看，奕勝心臟已縮回跟正常人差不多大小了。真令人驚奇！高興不已。

**７月８日**　奕勝上午會喘，不知何故。奕勝仍然在為生命努力。

**７月１３日**　今日又是個讓人心碎的日子。徐醫師告知，奕勝左心室有不小血栓，可能要換心。聽了不知所措。醫師提供的三項選擇是１．不做處置２．心臟切開左心室血栓拿掉３．換心臟。一直不知如何選擇，心亂如麻，淚流不止。

**７月１４日**　奕勝因感冒發燒，人病奄奄的，中午下午皆昏昏欲睡。

**７月１５日**　雅惠獨自一人與奕勝聊天，兩個人又哭成一團。奕勝好貼心，又讓人更心疼。晚上徐醫師又再度找我與雅惠說明奕勝狀況，須盡快決定如何處理。

**７月１６日**　台大醫院今日開會針對醫生後續治療方向有二：１．慢慢將葉克膜調降，評估血栓情形再決定如何使用抗凝血劑２．直接換心臟。

**７月１８日**　晚上徐醫師詢問是否有要讓奕勝接受心臟移植，正式回答有。

**７月１９日**　今天是奕勝接受肺臟移植滿一個月，心中感慨萬千。一路走來，全靠奕勝強烈的強韌的意志力及生命力才走到這。心疼、不捨，也不知未來。

**７月２３日**　今日幫奕勝調葉克膜數值，上上下下，奕勝也時而舒服時而無法忍受。晚上上去探視他時，奕勝哭了，拿支筆給他寫，竟寫說他撐不下去了…趕緊找護理師醫生調降葉克膜。

**７月２４日**　晚上接連與徐醫師及郭醫師談奕勝病情，更了解目前面臨的困境及風險。畢奕勝急於了解自己病情，與他說明，大夥哭成一團。

**７月２７日**　奕勝褥瘡，今日要幫他電燒。還是痛，還在流血。

**７月２９日**　這幾天奕勝每到晚上就肚子痛，護理師幫忙抹薄荷油看會不會好一點。看他痛到額頭都流出汗，捨不得又無能為力

**７月３０日**中午醫生做ＣＴ斷層掃描。報告出來頭部好了，心臟血栓也沒了，真高興！一切都朝好的發展。

**７月３１日**　晚上徐醫師告知吾跟雅惠，目前朝兩軌並行方式，１．等心臟功能回到６０％就可將葉克膜取出。２．在心

功能未回到６０％之前，若有心臟就移植。終於有所共識。

**８月１日** 今日奕勝說媽媽瘦了，並用手去摸雅惠的臉，兩個人哭成一團。奕勝的貼心，雅惠不捨，直說媽媽沒瘦是奕勝瘦了。

**８月８日** 今日好感動，一早至醫院，奕勝就用寫的：「沒辦法寫卡片，祝爸爸父親節快樂」心中好高興。

**８月１０日** 今日奕勝發燒，可能又感染了。

**８月１２日** 奕勝晚上可以講話了，雖然只有一點聲音，但已經很高興了。

**８月１３日** 下午文傑來看奕勝。罕見疾病基金會Ｍｅｇ也來醫院，與雅惠聊聊，希望能對她有幫助。

**８月２１日** 要幫奕勝裝鈕扣式氣切，奕勝不舒服，無法適應。頻頻喊吸不到氣，會喘、喉嚨會痛，還有頭痛。

**８月２２日** 上午一見到我就馬上流下淚來，說他真的無法忍受，感覺吸不到氣，好難受。我們都無法體會，只好安慰他，並找醫生護理師過來安撫他。

**８月２３日** 上午奕勝還是因鈕扣式氣切無法適應，頻頻訴苦，說好難受，還流淚，但還是得忍耐。晚上稍微好一些，但還是說不是很舒服，因昨晚有吐希望今晚不會才好。

**８月２５日** 難過的一天。奕勝鎮日不舒服，全身一直盜汗，擦都擦不完，一直喊痛，再這樣下去他撐不下去了⋯無力、無助，心裡好心疼。晚上十點多，郭醫師來了，判斷綠膿桿菌感染肺部，要再把呼吸器裝回去。

**８月２６日** 昨晚呼吸器裝回去後，奕勝就慢慢又恢復正常了。看他昨日一直吐又冒汗全身濕，好痛苦。今早全改善了，謝謝郭醫師判斷精準！但也希望奕勝這段日子多努力運動，早日再把呼吸器拿掉。

**８月２７日** 奕勝傷口沒有改善，流血流到自己都嚇一跳。希望能盡快將葉克膜拿掉。

**８月２８日** 今日奕勝狀況傷口部分依舊持續滲血，且身上出現越多紅色斑點。除此之外，胃口依然延續昨天一樣。

**８月２９日** 四點多通知進手術房把葉克膜拿掉，五點多正式手術，六點半左右即回加護病房。

**ＭＥＭＯ：** 昨日與葉克膜技術人員蔡壁如組長談了後，等雅惠來，便一同找柯文哲醫師請其與徐醫師討論拿掉葉克膜，總算如願。今日由郭醫師及黃醫師主刀，手術一切順利平安。但老天造化弄人，手術完沒多久，即通知明日有一顆心臟可移植。且奕勝超音波做出來心臟功能只有３２％，醫師及我們皆陷於兩難。徐紹勛醫師趕回來，郭順文醫師、王水深醫師、柯文哲醫師及感染科醫師９：４０開會，直至凌晨近十二點才決定，風險太大，不移植（心臟）。

**８月３１日**　下午奕勝即下床坐在沙發上運動。真高興，真訝異。術後第二天即下床。

**９月３日**　持續復原中，下床對他都是負擔，希望他能挺過去。下床三次。

**９月１１日**　（＊）拿掉呼吸器。

**９月１２日**　痛！奕勝屁股還是痛，再加上廔管有一地方開始腫起來。

**９月１３日**　裝鈕扣式氣切。奕勝復健一日比一日好，看得出效果。努力再努力，雖然奕勝嘴巴喊「好痛，你們都叫我忍耐」有些反彈，但我知道那只是一時的情緒發洩，加油！

**９月１７日**　（＊）今日拿掉氧氣。奕勝進步一日比一日快，真高興。

**９月２０日**　奕勝今日運動比較會喘，但早班護理師還是要他用力，用助行器後面外加輪椅，扶著走了一段路。不錯不錯，又邁開了一大步。晚上整個就虛弱了。

**１０月１２日**　下午奕勝至五樓騎腳踏車，還不錯。以後可能固定下午做復健。

**１０月２１日**　下午首次嘗試爬樓梯踩了六階，即需休息。再往上爬六階，共十二階。再慢慢走下來，直說下階梯好可怕…很棒！終於踏出第一步，真正走樓梯。

**１０月２２日**　第一天奕勝曬太陽，直呼五六年來首次曬太陽好溫暖~因為以前怕熱，不能流汗，故都待在冷氣房內。今日直接挑戰走完１２階梯。

**１０月２４日**　今日直接走一層樓２４階。

**１０月２９日**　確認星期五可出院，然後每星期回來一次門診，每星期一三五回復健科做復健即可。真高興終於可以回家了，天大的好消息！

**１１月２日**　奕勝重生，今日出院！

編按：２０１２住院期間，奕勝病情反覆，情況難測，細心的黃爸爸黃媽媽，紀錄各種上下起伏指數參考。

註１：控制奕勝清醒數據

註２：抗凝血指數

註３：＊病情有進展之高興指數

# 報告老師　我才不會放棄！

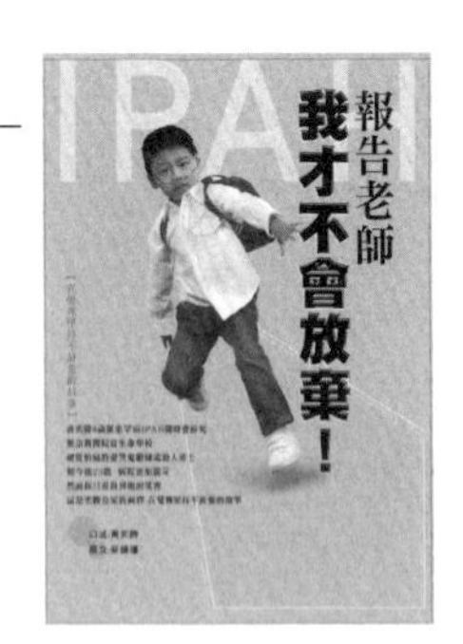



作　　者　蔡韻瑾 / 黃奕勝 合著

發 行 人　林敬彬

責任編輯　蔡韻瑾

內頁編排　楊錫廉

封面設計　楊錫廉

出　　版　大旗出版社

發　　行　大都會文化事業有限公司

11051台北市信義區基隆路一段432號4樓之9
讀者服務專線：(02)27235216
讀者服務傳真：(02)27235220
電子郵件信箱：metro@ms21.hinet.net
網　　址：www.metrobook.com.tw

郵政劃撥　14050529 大都會文化事業有限公司

出版日期　2017年12月初版一刷

定　　價　280

ISBN

書　　號　B171203

First published in Taiwan in 2017 by Banner Publishing,
a division of Metropolitan Culture Enterprise Co., Ltd.



4F-9, Double Hero Bldg., 432, Keelung Rd., Sec. 1, Taipei 11051, Taiwan
Tel: +886-2-2723-5216 Fax: +886-2-2723-5220
Web-site: www.metrobook.com.tw E-mail: metro@ms21.hinet.net




大都會文化　大旗出版


**國家圖書館出版品預行編目(CIP)資料**

報告老師！我才不會放棄！　蔡韻瑾 / 黃奕勝 合著
-- 初版. -- 臺北市：大旗出版：大都會文化發行, 2017. 12
240 面；21×14.8 公分.
ISBN 978-986-95651-6-5(平裝)
1.肺高壓症 2.病人 3.通俗作品
415.467　　106022763